Bioética

Fundamentos e Reflexões

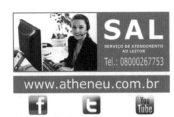

Bioética

Fundamentos e Reflexões

Autor/Organizador

Isac Jorge Filho

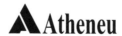

EDITORA ATHENEU

São Paulo —	*Rua Jesuíno Pascoal, 30* *Tel.: (11) 2858-8750* *Fax: (11) 2858-8766* *E-mail: atheneu@atheneu.com.br*
Rio de Janeiro —	*Rua Bambina, 74* *Tel.: (21)3094-1295* *Fax: (21)3094-1284* *E-mail: atheneu@atheneu.com.br*
Belo Horizonte —	*Rua Domingos Vieira, 319 — conj. 1.104*

CAPA: Equipe Atheneu
PRODUÇÃO EDITORIAL: MWS Design

CIP-BRASIL. CATALOGAÇÃO NA PUBLICAÇÃO
SINDICATO NACIONAL DOS EDITORES DE LIVROS, RJ

J71b

Jorge Filho, Isac
    Bioética : fundamentos e reflexões / Isac Jorge Filho. - 1.
    ed. - Rio de Janeiro :
Atheneu, 2017.
        il.

Inclui bibliografia
ISBN 978-85-388-0830-5

1. Ética médica. 2. Medicina - Filosofia. 3. Bioética. I. Título.

17-44187	CDD: 610.9 CDU: 61(09)

18/08/2017   23/08/2017

JORGE FILHO, I.

Bioética – Fundamentos e Reflexões

©Direitos reservados à EDITORA ATHENEU – São Paulo, Rio de Janeiro, Belo Horizonte, 2018.

Autor/Organizador

Isac Jorge Filho

Graduado pela Faculdade de Medicina de Ribeirão Preto da Universidade de São Paulo. Doutorado em Cirurgia pela Faculdade de Ciências Médicas da Santa Casa de Misericórdia de São Paulo. Ex-Presidente do Conselho Regional de Medicina do Estado de São Paulo. Chefe do Serviço de Gastroenterologia e Nutrição da Santa Casa de Ribeirão Preto. Professor de Bioética do Curso de Medicina da Universidade de Ribeirão Preto. Coordenador do Departamento de Bioética e História da Medicina do Centro Médico de Ribeirão Preto. Membro da Câmara Técnica de Bioética do Cremesp. Prêmio Benedito Montenegro em reconhecimento do Colégio Brasileiro de Cirurgiões por sua contribuição ao progresso da Cirurgia brasileira, entregue em cerimônia solene em 31/01/2016.

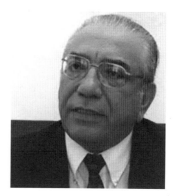

Colaboradores

Antonio Pereira Filho

Médico Reumatologista. Mestre em Bioética. Conselheiro do Cremesp. Coordenador da Câmara de Bioética do Cremesp.

Antonio Carlos Roselli

Advogado. Conselheiro Seccional da OAB/SP. Relator da Sexta Câmara de Recursos do Tribunal de Ética da Seccional da OAB/SP. Membro da Comissão de Direito Médico, do CFM. Membro da Câmara Técnica do Cremesp.

Concília Ortona

Jornalista especializada em Bioética pelo Instituto Oscar Freire (FMUSP). Mestre em Saúde Pública pela Faculdade de Saúde Pública da USP (FSP-USP). Membro da Câmara Técnica de Bioética do Conselho Regional de Medicina do Estado de São Paulo (Cremesp).

Edson Umeda

Médico Anestesiologista. Mestre em Bioética pelo Centro Universitário São Camilo. Professor de Bioética no Curso de Medicina do Centro Universitário São Camilo. Membro da Câmara Técnica de Bioética do Cremesp. Membro da Sociedade de Bioética de São Paulo.

José Marques Filho

Especialista em Clínica Médica e Reumatologia. Doutor em Bioética. Mestre em Bioética. Coordenador da Câmara Técnica de Bioética do Cremesp.

Marco Aurélio Guimarães

Membro da Câmara Técnica de Bioética do Cremesp. Centro de Medicina Legal – CEMEL. Departamento de Patologia e Medicina Legal da Faculdade de Medicina de Ribeirão Preto da Universidade de São Paulo – FMRP-USP.

Maria do Patrocínio Tenório Nunes

Professora Associada da Disciplina de Clínica Geral e Propedêutica do Departamento de Clínica Médica da Faculdade de Medicina da Universidade de São Paulo (FMUSP). Ex-conselheira do Cremesp.

Marta Rodrigues Maffeis Moreira

Bacharel em Direito pela Faculdade de Direito do Largo São Francisco (USP). Doutora pela Faculdade de Direito do Largo São Francisco (USP). Livre-Docente pela Faculdade de Direito de Ribeirão Preto da USP. Professora Associada da Faculdade de Direito de Ribeirão Preto da USP. Professora Visitante do Instituto de Direito Médico, Bioética e Direito à Saúde da Universidade de Mannheim, Alemanha. Juíza de Direito do Estado de São Paulo.

Reinaldo Ayer de Oliveira

Professor de Bioética da Faculdade de Medicina da USP. Professor Doutor do Departamento de Medicina Legal, Ética Médica, Medicina Social e do Trabalho da Faculdade de Medicina da Universidade de São Paulo. Conselheiro do Cremesp. Coordenador do Centro de Bioética do Cremesp. Membro da Câmara Técnica de Bioética do Cremesp.

Sérgio Britto Garcia

Centro de Medicina Legal – CEMEL. Departamento de Patologia e Medicina Legal da Faculdade de Medicina de Ribeirão Preto da Universidade de São Paulo – FMRP-USP.

Dedicatórias

- Aos meus pais, Isaac e Cristina, que vieram de tão longe para nos ensinar, a mim e meus irmãos, Zuraida e Humberto, que os grandes valores da vida são: o amor, a honestidade, a fraternidade e a esperança.

- À minha esposa, Leila Maria, companheira de todas as horas, inspiradora e estimuladora de minhas atividades.

- Aos meus filhos e netos, André, Cristine, Tininha, Adilson, Luísa, Giovanna, Lucas e Henrique, que representam a continuidade dos meus sonhos de cidadão.

- Aos Professores Paulo Fortes, William Saad Hossne e Marco Segre, valorosos pioneiros que já se foram para outro plano, deixando para todos nós que acreditamos na Bioética o seu entusiasmo pelo trabalho e o exemplo de honestidade.

- A todos os mestres que, desde Dona Zezé, a primeira professora, me ensinaram o que sei sobre conhecimento e sobre a vida, se tornando credores de minha perene gratidão.

- Aos meus alunos e Residentes, que durante toda minha vida científica e universitária me estimularam com sua juventude e entusiasmo.

Agradecimentos

- Ao Conselho Regional de Medicina do Estado de São Paulo onde, por meio da Câmara Técnica, pude sentir a importância e o valor da Bioética.

- Aos colegas Conselheiros, Delegados e Funcionários, que tanto me ensinaram durante os muitos anos de trabalho no Cremesp.

- À Faculdade de Medicina de Ribeirão Preto da Universidade de São Paulo, que introduziu em minha vida os bons princípios da formação científica e ensinou-me respeitar pacientes e familiares.

- À Santa Casa de Misericórdia de Ribeirão Preto, instituição centenária de assistência à população carente, que me deu a oportunidade de aprender com médicos, pacientes e funcionários e, posteriormente, compartilhar minha experiência com os Residentes.

- Ao Curso César Lattes, que me permitiu iniciar os trabalhos em Zoologia, Botânica e Ecologia e me relacionar com milhares de jovens cheios de esperança.

- À FFCL Barão de Mauá, onde pude desenvolver meus conhecimentos em Zoologia e Fisiologia e compartilhar o entusiasmo e amizade dos jovens alunos.

- À Faculdade de Medicina de Catanduva, pela oportunidade de, por muitos anos, trabalhar com futuros médicos na Fisiologia e na Gastroenterologia.

- Ao Instituto Gammon, Colégio Evangélico de Lavras, que me recebeu como uma criança com menos de 10 anos e de onde saí com 15 anos, já maduro para a vida, com firmes conceitos de "Liberdade, Igualdade e Fraternidade".

- À Editora Atheneu, representada pelos parceiros, sempre presentes e colaboradores, Dr. Paulo Rzezinski e Alexandre Massa Rzezinski e seu competente grupo de trabalho.

Epígrafes

ONTEM, HOJE E SEMPRE...

*"Uma vida sem reflexão, sem busca e
sem exame, não é digna de ser vivida."*
Sócrates, 470 a.C. - 399 a.C.

*"Deus perdoa sempre;
os homens, algumas vezes;
a natureza, nunca!"*
Cardeal W. Schuster, 1949

Prefácio

Aristóteles, no século IV a.C., já se preocupava com uma questão fundamental para os seres humanos, que é a felicidade. Assim, em *Ética à Nicômaco*, ele discute se viver bem e agir bem seria o mesmo que ser feliz. Nem todos concordavam, pois os epicuristas defendiam o ideal da vida prazerosa, enquanto os estoicos, uma vida segundo a natureza, mas todos buscavam o saber supremo de saber viver, de saber viver bem.

Este livro, organizado e escrito pelo Prof. Isac e seus amigos colaboradores, nada mais é do que essa busca em ser feliz, diante da postura sistemática da reflexão, da leitura, do debate e da elaboração do que é viver bem e agir bem, em todos os aspectos da vida contemporânea e em todo o ciclo da vida.

A história da humanidade mostra que a busca do conhecimento teve como questões centrais o indivíduo e a natureza. Assim, na denominada época antiga, Sócrates-Platão-Aristóteles conformam uma tríade que se destaca como matriz no desenvolvimento do pensamento, particularmente ocidental, sobre as questões éticas do comportamento dos indivíduos e das relações coletivas, bem como no modo e regras de viver em sociedade (absolutista ou democrática).

Mesmo nos períodos mais difíceis, como a Idade Média, marcado pelo obscurantismo e o domínio absolutista do sistema feudal e da igreja católica, houve contribuições importantes, como da corrente escolástica para o conhecimento, particularmente no desenvolvimento de metodologias de investigação, ao procurar compatibilizar os ideais platônicos com os princípios religiosos cristãos, formando escolas e, posteriormente, as primeiras universidades no mundo ocidental.

A época moderna, no entanto, foi um período muito importante para a humanidade, pois a autonomia do pensamento e o uso individual da razão no período renascentista teve em René Descartes seu pensador mais influente, entre outros grandes nomes como Galileu Galilei, Blaise Pascal, Baruch Espinoza, Isaac Newton, John Locke, entre outros. O Iluminismo teve Kant como o filósofo mais influente, fundamentando na razão os princípios gerais da ação humana e na aplicação do imperativo categórico "age de maneira tal que a máxima de tua ação sempre possa valer como princípio de uma lei universal" a discussão dos problemas morais, conformando, assim, a base ética que viria a seguir no agir bem para ser feliz, conforme também a preocupação aristotélica.

O grande número de filósofos dessa época dedicava-se à questão epistemológica na formação do conhecimento, tendo Descartes (*Discurso do Método*) e Kant (*Crítica da Razão Pura*) como seus maiores representantes. A preocupação central dessa fase estava em torno do desenvolvimento de conceitos chaves relacionados à verdade, objetividade e validez do conhecimento.

A época contemporânea, que se estende até os dias atuais, é caracterizada como o período semântico-hermenêutico, onde os principais conceitos e disciplinas estão vinculados ao significado e à semântica da análise lógica da linguagem.

No início desse período, autores como Schopenhauer, Comte, Mill, Proudhon, Marx, Nietzsche, entre outros; ganham destaque. O entendimento do homem como ser histórico, tem relação com as ideias de Hegel sobre totalidade e processo, cuja consequência foi o desenvolvimento da ideia de progresso, sobretudo por Comte, que dizia que tanto a razão quanto o saber científico caminhavam na direção do desenvolvimento do homem.

No entanto, no século XIX, foram colocadas em cheque as ideias de desenvolvimento e progresso, pois o conhecimento produzido pela ciência e a técnica nem sempre foram capazes de abranger a totalidade dos fenômenos estudados, uma vez que, com frequência, apresentam dificuldade de fundamentar e validar suas descobertas.

Dois importantes autores fundamentaram suas críticas sobre a abrangência do conhecimento produzido pela razão, a ciência e a técnica. Marx ao tornar relativa a ideia de uma vontade livre e autônoma, formulando o conceito de ideologia e o poder que esta tem sobre a vontade e as convicções dos seres humanos e Freud, ao desenvolver em relação à psique, a noção de inconsciente e o seu papel no ser humano sem controle do consciente.

Diante desse cenário surgem os regimes totalitários como o nazismo, o fascismo, o stalinismo; que representaram o golpe mais duro contra a ideia do desenvolvimento e progresso humano. É dessa época, também, a denominada Teoria Crítica, desenvolvida principalmente entre filósofos alemães, como Horkheimer, na qual as transformações na sociedade, no lugar da ideia de uma razão triunfante, somente se processariam quando tivessem como fim a emancipação do homem e não o domínio técnico e científico sobre a natureza e a sociedade.

A partir daí é introduzido no pensamento a distinção entre razão instrumental e razão crítica, onde as ciências e as técnicas, na razão instrumental, são transformadas em meios de intimidação e, não, de libertação do homem; enquanto a razão crítica estuda e discute os limites e os riscos da aplicação da razão instrumental (Fenomenologia e Filosofia Analítica).

É nesse contexto e sofrendo o impacto dessas questões éticas, que Potter escreve seu livro *Bioética: Ponte para o Futuro*, que desde a década de 1970 vem influenciando o debate ético sobre a natureza, saúde, condições e qualidade de vida; as quais sofreram grandes transformação pós-grandes guerras diante do extraordinário desenvolvimento da tecnologia e da comunicação no planeta. Neste, Potter deixa claro que as ciências devem ser conduzidas com "humildade e responsabilidade" pelos cientistas e humanistas, que devem ter como objetivo a sabedoria e o conhecimento, sendo o conceito de sabedoria "...usar o conhecimento para o bem social".

Este livro se propõe a apresentar e desenvolver os conceitos e a aplicação da Bioética, daquele período aos dias de hoje. Publicação estratégica no mundo atual, complexo, globalizado e com tantos conflitos éticos e morais; cuja necessidade é cada vez maior na formação de seres humanos moralmente comprometidos com a preservação do planeta e o bem-estar das sociedades.

Tarefa desenvolvida com maestria pelo nosso organizador, pelas características indissociáveis do Prof. Isac como médico e humanista, cujo exemplo tive a honra de vivenciar como sua aluna no inesquecível Curso Cesar Lattes, em Ribeirão Preto, onde os professores faziam questão de discutir valores em meio a um período difícil de disputas e vestibulares. Desde aquela época, a questão da responsabilidade e do compromisso social foram valores fundamentais na minha carreira, que teve o privilégio, depois de muitos anos, de contar novamente com o Prof. Isac, como colega no Conselho Regional de Medicina do Estado de São Paulo.

Assim, faço a minha recomendação com convicção, pois os leitores sairão enriquecidos com esta leitura.

Regina Parizi
Presidente da Sociedade Brasileira de Bioética

Apresentação

Meu interesse pela Bioética começa ainda nos tempos de universitário, pela visão diferente de Medicina e de vida que a Faculdade de Medicina de Ribeirão Preto demonstrava. Ali aprendemos que não havia a doença, havia o doente e que cada um deles era um ser especial. Em uma época em que isso era raro, passávamos um período no estágio rural lidando com pessoas simples e doenças simples, mas importantes e prevalentes. Na época, a região era endêmica para a doença de Chagas e por meio do Centro Acadêmico Rocha Lima fazíamos um relevante trabalho de orientação a respeito do combate ao "barbeiro", indo aos bairros de Ribeirão Preto e cidades da região utilizando um *jeep* cedido pela faculdade. O motorista era o Joaquim Reis, funcionário da USP e esposo da Dona Luiza, que muitos anos depois foi a pessoa abençoada que cuidava da minha casa e de meus filhos enquanto minha esposa, Leila, exercia a ginecologia e obstetrícia, ela que havia sido minha caloura na faculdade. Em nossas andanças pela região tínhamos contato com o povo e a oportunidade de explicar como combater os "barbeiros" e como era a doença de Chagas. Em troca, eles nos ensinavam coisas do campo e da cidade pequena.

No segundo ano da faculdade passei a ser professor do Curso César Lattes, preparatório para os vestibulares. Como nada ocorre por acaso, quis o Grande Arquiteto do Universo que eu fosse ensinar zoologia, botânica e ecologia. Essa última área reforçou meu interesse pelo meio ambiente e na zoologia passei a conhecer detalhes sobre os ciclos dos parasitas responsáveis por tantas "doenças da miséria". Passei também a tratar com familiaridade coisas como nicho ecológico, ecossistemas, biomas e tantas coisas mais. Ao mesmo tempo, me interessei pela cirurgia geral e gastroenterologia. Estava confuso com essa formação heterodoxa: de um lado a medicina e do outro a ecologia. Sempre achei as duas muito importantes e não queria deixá-las. A resposta apareceu com a minha chegada ao Conselho Regional de Medicina do Estado de São Paulo onde, com influência de Marco Segre, Reinaldo Ayer, Regina Parizi e tantos mais, encontrei na Bioética um campo que me permitia utilizar os conhecimentos e trabalhos feitos até então. A Bioética inclui todos aqueles conhecimentos e muitos mais. É fonte inesgotável de conhecimentos. Sendo a ética uma análise autônoma e crítica de fatos e valores, encontramos na Bioética um grande número de polêmicas e reflexões. É disso que trata este livro: fundamentos da Bioética e reflexões. A amplitude e variedade de assuntos torna difícil e complicada a metodização do trabalho na produção de um livro com um lógico começo, meio e fim. O fato de ser a Bioética, uma área multiprofissional e multidisciplinar aumenta ainda mais essa dificuldade. As peculiaridades dos temas bioéticos nas diferentes regiões, estados e países também tornam mais difíceis as coerências entre os textos. Procurei não perder de vista todos esses aspectos e tentei escrever um texto de alcance brasileiro, sem perder de vista o que ocorre nas outras regiões de nossa biosfera, mas sem a pretensão de produzir um livro que esgotasse os amplos e diversos temas bioéticos.

É com imensa satisfação que lançamos, colegas e eu, esse trabalho, que pretende mostrar bases fundamentais de instigantes temas contidos no universo da Bioética. Tivemos o cuidado de incluir temas que levassem em conta seu caráter multidisciplinar e multiprofissional, justamente o que torna a Bioética tão interessante já que, em primeira instância, abre e democratiza os debates. Em seu dia a dia o profissional se depara com profundos dilemas e reflexões. Quem deve decidir o que significa o bem-estar do paciente? Até onde ir? Como ser justo? São algumas das questões vinculadas a raciocínios bioéticos, nem sempre percebidos como tal. O que o médico, o enfermeiro, o advogado e o capelão pensam da doação de sangue em Testemunhas de Jeová? O que o pesquisador, o político e o juiz de direito pensam da clonagem? Até onde vale a insistência na manutenção de terapias experimentais em pacientes terminais?

Dividido em nove partes, o livro tem 28 capítulos e 13 leituras especiais para reflexão. As matérias, em sua maioria, são de minha autoria, apresentadas e discutidas ao longo dos últimos 10 anos. Grande parte delas foi publicada em livros de cirurgia da própria Editora Atheneu, em meu *blog* "saúde bioética e cidadania" (http://isacjorge.blogspot.com.br), na minha coluna semanal do jornal "O Diário de Ribeirão Preto" e nas atividades da Câmara Técnica de Bioética do Conselho Regional de Medicina do Estado de São Paulo, incluindo os oito Congressos de Bioética de Ribeirão Preto. São, no entanto, produtos de amplas discussões entre bioeticistas, cirurgiões, professores e alunos. Dos 28 artigos, dez foram escritos por colaboradores com relevante experiência em Bioética.

Estou seguro de que ao terminar cada capítulo você terá mais dúvidas do que quando começou a lê-lo, já que a Bioética é, por princípio, instigante e polêmica. Cada resposta a um problema leva a novas perguntas... Que você termine esse livro com mais conhecimentos e mais dúvidas do que quando começou, são os votos de todos que participaram da construção deste trabalho!

Isac Jorge Filho

Introdução

Não é fácil conceituar a Bioética. Na verdade, não é uma especialidade da Medicina, já que engloba conceitos de diferentes setores, desde os mais simples até os mais complexos. Procuramos neste livro marcar bem essa diversidade. Como campo da Ética, depende da análise crítica e autônoma de valores, que variam de um analista para outro determinando polêmicas e debates. Este livro é voltado principalmente para a reflexão em torno dos valores bioéticos e de sua interpretação. O livro é iniciado com apresentação de conhecimentos bioéticos básicos e princípios fundamentais, passa rapidamente por reflexões sobre o Biodireito e a gestão de recursos públicos e se detém mais profundamente nas relações da Bioética com o meio ambiente, com a reprodução e com a saúde, para desaguar em problemas de Bioética Clínica e Hospitalar. Esses últimos capítulos são dedicados a apresentação de debates, dilemas ou polêmicas. Cada tema bioético leva a profundas reflexões. Na verdade, é isso que busca este livro: analisar os fundamentos da Bioética e fazer reflexões, individuais ou em grupo, sobre diferentes problemas bioéticos.

Sumário

PARTE I – Fundamentos da Bioética

Capítulo 1 – O Que É a Bioética? A Quem Interessa? 3
Isac Jorge Filho

Capítulo 2 – Dos Princípios aos Referenciais – Reflexões 7
Antonio Pereira Filho

Capítulo 3 – Reflexões sobre a Vulnerabilidade na Pediatria 15
Edson Umeda

PARTE II – Bioética e Pesquisa

Capítulo 4 – Reflexões Bioéticas sobre as Pesquisas Envolvendo
Seres Humanos..23
José Marques Filho

Capítulo 5 – Breve História das Infecções e dos Antibioéticos 33
Isac Jorge Filho

Capítulo 6 – CRISPR-Cas9: Reflexões Bioéticas sobre Manipulação de Genes....37
Marta Rodrigues Maffeis Moreira

Capítulo 7 – A Utilização de Animais em Pesquisa 45
Isac Jorge Filho

PARTE III – O Ambiente do Ponto de Vista Bioético

Capítulo 8 – Ecologia e Ambiente...49
Isac Jorge Filho

Capítulo 9 – Os Grandes Riscos Ambientais: Poluição, População e Pobreza......53
Isac Jorge Filho

Capítulo 10 – Reflexões sobre o Aquecimento Global..61
Isac Jorge Filho

Capítulo 11 – Desmatamento e Queimadas..67
Isac Jorge Filho

Capítulo 12 – Impacto das Alterações Ambientais sobre a Saúde 69
Isac Jorge Filho

PARTE IV – A Bioética nas Ciências da Saúde
Capítulo 13 – Reflexões Bioéticas sobre Processos Reprodutivos 73
Isac Jorge Filho

Capítulo 14 – Medicina e Saúde 77
Isac Jorge Filho

Capítulo 15 – A Formação na Área da Saúde 79
Isac Jorge Filho

Capítulo 16 – O Exercício Profissional 81
Isac Jorge Filho

Capítulo 17 – Cuidados Paliativos 83
Isac Jorge Filho

Capítulo 18 – Reflexões sobre a Morte – Tanatologia..87
Isac Jorge Filho

PARTE V – Ética Médica
Capítulo 19 – Reflexões sobre os Compromissos e os Deveres
de Conduta dos Médicos 93
Isac Jorge Filho
Maria do Patrocínio Tenório Nunes

Capítulo 20 – O Exercício Profissional ante os Avanços Tecnológicos 103
Isac Jorge Filho

Capítulo 21 – Bioética Clínica e Bioética Hospitalar...107
Isac Jorge Filho
Reinaldo Ayer de Oliveira

PARTE VI – O Preconceito, a Intolerância e a Guerra

Capítulo 22 – Do Preconceito a Violência e a Guerra...111
Isac Jorge Filho

Capítulo 23 – Bioética e Intolerância: as Faces de Janus no Espelho 117
Marco Aurélio Guimarães
Sérgio Britto Garcia

PARTE VII – Reflexões Bioéticas nas Áreas do Direito, da Gestão Pública e do Jornalismo

Capítulo 24 – Reflexões sobre o Biodireito...135
Antonio Carlos Roselli

Capítulo 25 – A Gestão de Recursos Públicos 139
Isac Jorge Filho

Capítulo 26 – "Verdades" e Reflexões sobre Bioética e Mídia............................ 141
Concília Ortona

PARTE VIII – Reflexões Bioéticas

Capítulo 27 – Leituras para Reflexão sobre Temas Selecionados 147
Isac Jorge Filho

PARTE IX – Considerações Finais

Capítulo 28 – O Que Acena o Futuro da Bioética 167
Isac Jorge Filho

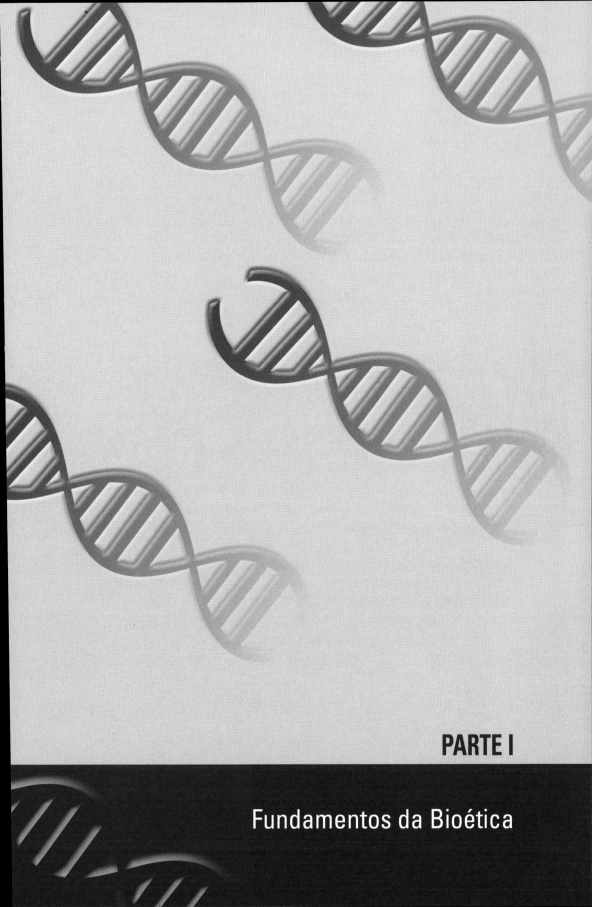

PARTE I

Fundamentos da Bioética

2

Capítulo 1

O Que É a Bioética?
A Quem Interessa?

Isac Jorge Filho

Gradativamente as pessoas vão entendendo o sentido e a importância da Bioética na análise de condutas e nas consequências de suas atitudes. É frequente que ao iniciar um curso eu receba de participantes a pergunta: *"Para que serve? É um campo da Medicina? Qual é a aplicação profissional?"* Respondo que não é um campo da medicina, que representa um *"plus"* em qualquer formação ou profissão. Certamente um médico ou um advogado com bases sólidas de Bioética será um profissional bem melhor.

Moral e ética: tem como ponto comum o fato de terem como foco básico os *valores humanos*, daí serem considerados equivalentes por alguns autores, mas, na verdade o significado é diferente. Para o Prof. Willian Saad Hossne a Moral (do latim, *mores = costumes*) lida com valores estabelecidos por determinada sociedade, em determinada época (Hossne, 2009). Ela pode variar de uma sociedade para outra ou na mesma sociedade em épocas diferentes. Enquanto isso, a Ética (do grego Éthos = *uso, hábito, costume, caráter ou maneira de ser)* se caracteriza pela liberdade da pessoa em fazer reflexão e juízo crítico de valores humanos, analisando possíveis conflitos neles envolvidos. Muitas vezes a análise crítica chega a verdadeiros dilemas, levando o cidadão ater que fazer uma opção entre valores. O entendimento das diferenças entre Moral e Ética fica bem mais fácil na colocação de Marco Segre: *"A Moral vem de fora para dentro e a Ética de dentro para fora"* (Segre M, 2006) ou na de William Saad Hossne: *"Na Moral respeitam-se valores já estabelecidos. Na Ética há que se estabelecer posições, pois ela obriga a uma revisão e avaliação pessoal, implicando em opção de valores"* (Hossne WS,2006).

Deontologia (do grego, deón = dever, obrigação): estuda os princípios, fundamentos e sistema da moral. A Deontologia dá orientação moral e jurídica para as relações do médico com doentes e familiares, colegas, outros profissionais da saúde e com a sociedade, tendo como base a ética e a lei (Pegoraro AO, 2006). A Deontologia e a Diceologia (estudo dos direitos) tratam respectivamente dos deveres e dos direitos, com normas estabelecidas a partir de prévio embasamento ético. Essa ética deontológica (de Kant) constitui, para alguns autores, a "ética do dever", que se distingue da chamada "ética do bem" (como a ética de Platão).

O início e a evolução da Bioética: em 1971, o oncologista norte-americano Van Rensselaer Potter ao publicar o livro *Bioethics: a Bridge to the Future* introduziu formalmente o termo "Bioética" (Potter VR, 1971). No entanto, as discussões a respeito dos dilemas que levaram a um estudo formal da "Ética da Vida" são muito mais antigas. Na verdade o termo foi utilizado pela primeira vez pelo teólogo, filósofo, pastor e educador alemão Fritz Jahr que em 1927 publicou na

Capítulo 1   3

revista Kosmos artigo intitulado "Bioética: uma revisão do relacionamento ético dos humanos em relação aos animais e plantas" (Pessini L, 2014).

Em seus 45 anos, a partir do livro de Potter, a Bioética passou a ser uma das áreas de maior crescimento, seja em eventos, seja em publicações. Interesse tão grande mostra que as pessoas entendem que não é possível buscar conhecimentos, divorciando-os da Ética e que nem sempre avanços científicos representam avanços da humanidade.

Como definir a Bioética? Não é fácil definir corretamente uma área do saber que lida com tantas variáveis e é absolutamente multiprofissional. Em 1970, Potter definiu a Bioética como *"ciência da sobrevivência e da qualidade de vida"*. A partir da origem etimológica (*Bios* = vida; *ethos* = ética) a Bioética pode ser entendida como sendo uma atividade que cuida da vida (humana, animal e vegetal) em seus ambientes respectivos, o que levou à definição de Kemp (1977): *"Bioética é o cuidado das formas de vida em seu ambiente"*.

Em 1978 Reich incluiu a saúde em sua definição entendeu a Bioética como "a ética das ciências da vida e da saúde". Em 1994, Mori considerou a Bioética como "a ética da qualidade de vida". Em 1995, Kottow achou que seria mais adequado considerar a Bioética como "a ética das ações humanas que podem ter efeitos irreversíveis sobre os fenômenos vitais". Em 2001, Hottois afirmou ver a Bioética como uma "prática discursiva e discurso prático", o que abria enormes espaços para discussões.

Essa variedade de definições mostra quão difícil é a tarefa. A verdade é que, como a Bioética interessa e diz respeito a tantas profissões, profissionais e estilos de vida, recebe olhares vindos de diferentes pontos, o que se por um lado leva a definições variadas, por outro, encaminha os diferentes olhares para um conjunto central comum, que é o que realmente interessa.

Léo Pessini, importante bioeticista brasileiro, escolhe interessantes e diferentes considerações feitas por três pioneiros da Bioética aos seus leitores e discípulos (Pessini L. 2013).

Van Rensselaer Potter: *"O que lhes peço é que pensem a Bioética como uma nova ética científica que combina humildade, responsabilidade e competência, em uma perspectiva interdisciplinar e intercultural e que potencialize o sentido de humanidade"* (Potter VR, 1971).

Fritz Jahr: *"Respeite todo ser vivo como princípio e fim em si mesmo e trate-o, se possível, enquanto tal"* (Jahr F, 1927).

Hans Jonas: *"Age de tal maneira que os efeitos de tua ação sejam compatíveis com a permanência da vida humana autêntica na Terra"*.

O principialismo: em 1979 Beauchamp e Childress publicaram a obra *The Principles of Bioethics*, enfatizando a chamada *Bioética principialista* (Quadro 1.1), que se desenvolveria a partir de quatro princípios básicos, sendo dois de caráter deontológico (não maleficência e justiça) e dois de caráter teleológico (beneficência e autonomia) (Beauchamp TL, Childress JE, 1979).

Quadro 1.1

Os princípios da Bioética
• Beneficência
• Não maleficência
• Autonomia
• Justiça

Beauchamp e Childress, 1979.

Tomando como exemplo um procedimento cirúrgico, o que se espera, dentro da Bioética Principialista?

- Que traga benefícios para o paciente sob tratamento, obedecendo, assim o *princípio da beneficência*.

- Que não determine efeitos colaterais relevantes e previsíveis, dentro do *princípio da não maleficência*.

- Que seja disponível para as diferentes pessoas, sem qualquer tipo de preconceito, seja de credo, cor, gênero, tendência política ou situação socioeconômica. Desta maneira estará sendo cumprido o *princípio da justiça*. Bioeticamente esse princípio é melhor definido como *princípio da equidade*, no sentido de que os que menos tem devam receber mais, na busca de uma teórica equalização.

- Que seja utilizado dentro do *princípio da autonomia* do paciente em aceitar ou não o tratamento proposto.

A *teoria dos princípios* da Bioética, que preconiza que se uma ação tem boas consequências e está dentro de regras estabelecidas ela é eticamente recomendável, é considerada, por muitos bioeticistas, como simplista já que nem sempre permite respostas satisfatórias aos problemas bioéticos que se apresentam. Tomando como exemplo a terapia nutricional parenteral corretamente indicada em uma fístula digestiva: enquanto os princípios da beneficência e não maleficência são claramente aplicáveis, os princípios da autonomia e, principalmente, da justiça geralmente se chocam com a realidade. A terapia nutricional não está ao alcance de todos e nem todos os que a recebem tiveram autonomia em aceitá-la. Nesse sentido, a normatização da Vigilância Sanitária e o credenciamento de Equipes Multiprofissionais em hospitais abrem espaço para maior justiça na utilização de procedimentos nutricionais a pacientes com baixas condições socioeconômicas, mas ainda há uma grande distância entre essa bela teoria e a dura realidade. De qualquer forma, os princípios de Beauchamps e Childress são bastante úteis nessa fase do desenvolvimento das equipes multiprofissionais, por lidar com aspectos populacionais, como é característico da Bioética.

Referências bibliográficas

1. Pessini L. As origens da bioética: do credo bioético de Potter ao imperativo bioético de Fritz Jahr. Revista Bioethikós, 2013; 21 (1), p.9-19.
2. Jahr F. Bioética: uma revisão do relacionamento ético dos humanos em relação aos animais e plantas. Revista Kosmos, 1927.
3. Reich WT. Encyclopedia of Bioethics. New York: Free Press-Macmillan, 1978:116.
4. Hossnews. Centro Universitário São Camilo - O Mundo da Saúde, 2006 : out/ dez 30(4):673-676.
5. Segre M. A questão da Ética e a Saúde Humana. São Paulo: Atheneu, 2006.
6. Pegoraro AO. O lugar da Bioética na história da ética e o conceito de justiça como cuidado. *In* Pessini L, Barchifontaine CP. Bioética e Longevidade Humana. São Paulo: Centro Universitário São Camilo; Edições Loyola, 2006. cap 2 p 47-63.
7. Potter VR. Bioethics: a bridge to the future. New Jersey: Englewood Cliffs, 1971.
8. Beauchamp TL, Childress JE. Principles of Biomedical Ethics. 3rd ed. Oxford: Oxford University Press, 1979.
9. Pessini L. No berço da bioética: o encontro de um credo, com um imperativo e um princípio - In: Bioética, cuidado e humanização: das origens à contemporaneidade/Leo Pessini, Luciana Bertachini e Christian de Paul de Barchifontaine (organizadores) – São Paulo – Centro Universitário São Camilo: Edições Loyola. IBCC Centro de Estudos, 2014 – volume I –p.5-34.

Capítulo 1　5

6

Capítulo 2

Dos Princípios aos Referenciais – Reflexões

Antonio Pereira Filho

Nos Estados Unidos, no pós-guerra, uma série de escândalos envolvendo experimentos em seres humanos fez com que o governo criasse no Instituto Kennedy uma comissão nacional para proteção do ser humano nas pesquisas biomédicas. Essa comissão deu origem ao *Relatório Belmont* e logo a seguir ao livro "Princípios de Ética Biomédica" de Tom Beauchamp e James Childress (1978). Nessa publicação os autores pregam a utilização de três princípios éticos fundamentais: autonomia, beneficência e justiça. Algum tempo depois foi acrescentado o quarto princípio, a não maleficência. Surgia aí a bioética tendo como alicerce os quatros princípios. Em 1990, Dan Clouser e Bernard Gert deram a essa estrutura o nome *principialismo*. Os cientistas americanos, que tinham dificuldade de digerir o *Código de Nuremberg* e a *Declaração de Helsinque*, adotaram o principialismo por seu caráter utilitarista e pragmático bem ao gosto dos norte-americanos.

Os quatro princípios na verdade já existiam. A beneficência (fazer o bem) já tinha sido explicitada por Platão: "Eu sou bom, e eu sei o que é bom para você e, portanto me obedeça". A não maleficência já era um princípio hipocrático: *Primum non nocere* (primeiro não prejudique). A justiça e a equidade já estavam no livro de Platão, "Diálogos", e no livro de Aristóteles, "Ética". Apenas a autonomia não vem da antiga Grécia, mas sim das revoluções democráticas e de filósofos como Kant, Spinoza e John Locke nos séculos XVII e XVIII.

Com o rápido avanço da tecnociência nas áreas biomédicas tais como código genético, reprodução assistida, células tronco, transplantes, entre tantos outros avanços em diagnose e terapia, a teoria principialista passou a mostrar-se insuficiente para dar respostas, refletir e formar juízo crítico em novas situações, inexistentes na década de 1970. Os princípios são até hoje necessários, mas não suficientes para atender aos novos conflitos éticos.

Referenciais bioéticos: em todo o mundo diversos bioeticistas começaram a criar referenciais bioéticos para dar respostas não só as novas questões biomédicas, mas também em todas as ciências da vida, ciências do meio ambiente e biodireito. Surge então a *teoria dos referenciais* que teve como grande defensor em nosso meio Willian Saad Hossne, considerado o pai da bioética no Brasil e fundador da Sociedade Brasileira de Bioética.

Para dar respostas aos novos dilemas éticos a bioética vem lançando mão de referenciais que passaremos a abordar, cada um deles mais apropriado a uma ou outra nova questão. Os referenciais não extinguem os princípios ou com eles se chocam, ao contrário, se somam aos princípios de Beauchamp e Childress, os completam e tornam a bioética mais abrangente nas novas fronteiras do conhecimento.

Existem vários referenciais, mas vamos abordar os mais importantes a nosso ver: *vulnerabilidade, alteridade, equidade, espiritualidade, solidariedade e prudência.*

Vulnerabilidade

A palavra tem origem no verbo latino *vulnerare* que significa provocar dano, injúria. Na área da saúde o termo tem sido usado para pessoas ou grupo de pessoas que correm mais riscos para acidentes naturais e para adoecer. É o caso dos moradores de rua, de encostas de morro, de palafitas e outras formas de habitação inadequadas. É também o caso também de velhos e crianças, adultos desnutridos e de qualquer pessoa que tenha suas possibilidades de escolha reduzidas (Nietzsche F, 1981).

Mais individualmente o vulnerável é aquele que apresenta fragilidade, fraqueza, delicadeza para resolver uma situação que lhe é adversa. O termo, entretanto, pode ser utilizado não só para o indivíduo, mas também para objetos, situações, ideias, etc.

Em qualquer de suas aplicações o termo vulnerável ou frágil ou delicado está intimamente ligado às providências que se deve ter quando esse termo é usado. Uma caixa com carimbo com a palavra "Frágil", "uma situação delicada" "argumentos e provas vulneráveis", são citações que imediatamente demandam providências, que são o cuidado, a habilidade, o reforço de atuação, etc.

Um fato é incontroverso e necessita ser compreendido e aceito: o homem é um ser vulnerável e por vezes pode estar vulnerabilizado (Hossne WS, 2009). É vulnerável porque qualquer um de nós pode ser ferido, lesado por um acidente natural, um carro desgovernado, uma bala perdida, uma convulsão social, uma ação terrorista. Contra essa vulnerabilidade o homem como o animal também tem o instinto de defesa e como ser racional busca proteger sua vulnerabilidade com Leis, normas de conduta, Códigos, Convenções e também se arma, no sentido mais amplo do termo.

É diferente estar vulnerável. Estar vulnerável é passar do estado latente de vulnerabilidade que todos nós vivemos para o estado concreto de vulnerabilidade e uma situação concreta de estar vulnerável é o homem doente frente ao seu médico.

O fato de que o homem é um ser vulnerável faz por si só com que a vulnerabilidade seja um referencial para toda a bioética na sua vasta dimensão, mas vamos nos ater a situação de vulnerabilidade na área da saúde quando se experimenta estar vulnerável. Nessa situação vamos abordar a prática assistencial ao vulnerável e como deve o médico se portar na bioética em situação clínica. A percepção da vulnerabilidade do paciente é condição indispensável para um relacionamento médico-paciente que ao menos diminua a enorme assimetria dessa relação. Via de regra o paciente é economicamente e intelectualmente inferior nessa relação e carente do conhecimento científico que o médico detém e ele, paciente, não. Além disso, a dor e os demais sintomas da doença que o acometem vulnerabilizam-no ainda mais, na medida em que minam suas forças, restringem seu domínio ou em última palavra, roubam em parte sua autonomia.

Podemos imaginar a existência de um paciente fora dessa curva, bem situado economicamente, com nível alto de escolaridade e com conhecimentos razoáveis das ciências da saúde como, por exemplo, um médico ou um enfermeiro. Ainda assim a vulnerabilidade persiste e persiste porque o principal agente da vulnerabilidade do paciente, não é sua situação econômica, seu nível intelectual ou qualquer outro fator, mas sim a doença. O conhecimento de detalhes da fisiopatologia, evolução e prognóstico da doença nem sempre é um fator que minimiza a vulnerabilidade, ao contrário, por vezes aumenta-a e torna-a mais dolorosa quando comparada a vulnerabilidade aliviada pelo bálsamo do desconhecimento. Quero dizer com estas colocações que todo e qualquer paciente, independentemente de sua situação socioeconômica e intelectual, está fragilizado ao procurar um médico por força de uma doença que o acomete e que esta fragilidade claramente guarda relação direta com o diagnóstico, tratamento e prognóstico da doença, além das características próprias do paciente, principalmente do seu equilíbrio emocional.

Não compreender essa vulnerabilidade inata de todo paciente, coloca o médico a um passo de cometer uma infração aos ditames éticos, seja por desrespeitar o paciente ao não esclarecê--lo, seja por aproveitar-se dessa vulnerabilidade para de alguma forma obter vantagem, seja por tratá-lo sem civilidade.

Ao compreender o tamanho da vulnerabilidade do seu paciente o médico deverá dispensar--lhe cuidados ainda maiores na relação direta dessa vulnerabilidade. Os esforços de compreensão, cuidado, esclarecimento, deverão ser proporcionais. Faz parte compreender os vetores sociais, econômicos, intelectuais, étnicos e religiosos que possam estar ligados a vulnerabilidade do paciente e procurar de todas as formas atenuar essas influências. Deve-se notar claramente que o referencial bioético da vulnerabilidade guarda relação muito próxima com os princípios bioéticos, em especial com a autonomia que é o princípio mais afetado pela vulnerabilidade.

Com este entendimento o médico deve atuar no sentido de garantir a autonomia de seu paciente reduzindo sua vulnerabilidade e devolvendo-lhe, totalmente ou ao menos em parte, sua autodeterminação.

Além disso, a vulnerabilidade jamais deve ser motivo para não praticar a beneficência, ou seja, para deixar de agir. Por mais incômoda que seja para o médico a vulnerabilidade de seu paciente ela não pode ensejar a negligência e sim estimular a diligência, aumentar o cuidado, da mesma forma como quando se tem na mão uma caixa com carimbo "frágil".

Um comentário final e indispensável é sobre a vulnerabilidade dos sujeitos de pesquisa. Vale lembrar que foi a vulnerabilidade dos prisioneiros de guerra que deu ensejo em parte das atrocidades nazistas, particularmente a pesquisa em seres humanos. Foi essa vulnerabilidade a responsável pelo surgimento de um documento importantíssimo até os dias de hoje que é o código de Nuremberg.

Posteriormente também foi a vulnerabilidade dos sujeitos de pesquisa no pós-guerra, agora nos Estados Unidos, que deu origem ao relatório Belmont. Práticas que pouco diferiam das nazistas, só que agora em solo americano, chocaram a comunidade científica e a sociedade (Vieira S e Hossne WS, 1986).

Escândalos como os de Tuskegee e Willowbrook envolvendo a vulnerabilidade dos sujeitos de pesquisa estão no berço da bioética.

Alteridade

A palavra vem do latim "alter" que significa o "outro" e assim, alteridade significa a qualidade ou o estado do outro ou o que é diferente. Como o homem é um ser social, o "eu" só existe porque existe o contato com o "outro". De certa forma, alteridade é o antônimo de identidade.

A importância da alteridade é propiciar que uma cultura ou um povo não precise extinguir o outro, o diferente, na medida em que exista diálogo e valorização da diferença, colocando-se no lugar do outro.

Sendo a ética (e a bioética) uma reflexão crítica de valores, ela precisa obrigatoriamente de liberdade para a escolha dos valores e, portanto de alteridade para conhecer valores diferentes.

A bioética, como fruto de uma reflexão autônoma, precisa da alteridade para que se possa conhecer os valores e crenças dos "estranhos morais" no dizer de Engelhardt. Apenas conhecendo os amigos morais, consultando um código, um sacerdote (de qualquer religião) e aceitando sem

Capítulo 2   9

crítica ou reflexão os conceitos de bem e mal, certo e errado, virtude e vício, não se estará exercendo a ética da reflexão autônoma, mas simplesmente exercendo a obediência (Chaui, 1994). A reflexão autônoma com o pleno exercício da alteridade é que permite ao bioeticista trabalhar com conflitos que surgem frente ao doente terminal, ao aborto de uma gravidez indesejada, a preservação do sigilo profissional quando terceiros estão em risco, na engenharia genética e nas possibilidades abertas na reprodução assistida, para citar alguns exemplos.

Não se trata de ser anarquista querendo mudar todos os códigos e toda a moral estabelecida, mas exercer a alteridade como referencial para questionamentos e virtual mudança através da reflexão autônoma.

Deve-se a Lévinas a proposta de alteridade na reflexão ética com a publicação do livro "Totalidade e Infinito" no início dos anos 60 do século XX, quando ele fala da face do outro (Lévinas E, 2004).

Vale lembrar que não chegaríamos à alteridade de Lévinas sem o legado de Freud que nos ensinou a superação de Édipo. Quando o homem se livra de pendência absoluta da mãe e se relaciona com outras pessoas e percebe a interdependência recíproca entre "eu" e o "outro" é que pode praticar a alteridade.

Laing nos oferece uma visão psicanalítica da alteridade quando diz: "Não podemos fazer um relato fiel do Eu sem falar do seu relacionamento com o Outro. Mesmo a apresentação de uma só pessoa não pode esquecer que cada qual está sempre agindo sobre os outros e sofrendo a ação dos outros, ninguém age ou vive em um vácuo" (Laing RD, 1972).

Arruda nos dá uma visão antropológica da alteridade: *"A construção de si mesmo e do outro são indissociáveis. Ela acontece como na dança onde um parceiro precisa conjugar seus movimentos ao do seu par para poder seguir a música"* (Arruda, 1998).

Finalizando, a alteridade se relaciona com vários outros referenciais bioéticos. Para conhecer o outro é necessário conhecer suas vulnerabilidades, respeitar sua religiosidade, respeitar sua autonomia, atuar em relação a ele com justiça e equidade, também com prudência e solidariedade.

A alteridade não exclui nada, ao contrário, só reforça a integridade, a liberdade e a dignidade dos homens (Hossne WS e Segre M, 2011).

Equidade

A equidade pode ser considerada como inerente a ética e consequentemente a bioética, enquanto uma opção de valores. Guarda tão forte relação com a igualdade que em alguns dicionários aparecem como sinônimo, entretanto, a equidade trata de forma igual o que é igual, mas quando necessário trata de forma desigual (mas, adequada) ao desigual (Hossne WS, 2009).

A equidade também tem forte ligação com a justiça e o direito e essa ligação está na obra de Aristóteles "Ética a Nicômaco". No livro V ensina Aristóteles: "A equidade busca o que é justo ainda que não legalmente justo, corrigindo as falhas do legislador que por simplicidade ou omissão não fez a inclusão na lei". (Aristóteles. Ética a Nicômaco; São Paulo: abril Cultural; 1973).

No campo da medicina assistencial é que se aplica a equidade com mais frequência. A lei orgânica da saúde no Brasil tem como importante componente a equidade (Hossne WS e Segre M, 2011).

É sabido que a demanda por serviços de saúde é maior que a oferta e que os recursos são sempre inferiores às necessidades. Assim, é necessário priorizar e na priorização a equidade é um componente de peso. A Organização Mundial de Saúde desde 1986 tem diretriz semelhante.

Razum formula inquietante questão quando pergunta se não deveriam ser tomadas medidas socioeconômicas quanto a iniquidade o mundo que leva à desigualdade, fome e mortalidade infantil. Questiona: os cidadãos das nações ricas não carregam a responsabilidade moral por isso? (Razum, 2008).

Outra questão polêmica envolvendo equidade e justiça distributiva são as cotas para negros e egressos de escolas públicas para ingresso nas universidades brasileiras. A equidade é o tema central quando leva em conta o melhor preparo dos estudantes brancos de escolas privadas. Cabe aqui a discussão se o mais adequado não seria atuar nas causas da desigualdade entre os estudantes, já que as cotas poderiam perpetuar a iniquidade existente (Hossne, 2009).

Também na saúde quando se discute a justiça distributiva existe conflito entre os que defendem a igualdade, que tem uma visão individualista liberal e que priorizam a autonomia, contra os que defendem a equidade, com uma visão comunitária social, e que priorizam a solidariedade.

Em bioética não é possível sempre priorizar o individualismo e a autonomia ou sempre priorizar o comunitarismo e a solidariedade. Na questão da saúde no Brasil penso que deva prevalecer mais equidade do que a igualdade e pensaram assim nossos legisladores.

A aplicação da equidade em vários conflitos e na saúde em particular mostra claramente sua importância como referencial bioético: refletir sobre valores, fazer um juízo crítico e tomar uma deliberação.

Entretanto a aplicação da equidade como medida de justiça não dispensa a busca da origem da desigualdade e da iniquidade para sua solução definitiva.

Espiritualidade

No Dicionário Houaiss da língua portuguesa encontramos: *Espiritualidade* 1- qualidade do que é espiritual, 2- característica ou qualidade do que tem ou revela intensa atividade religiosa ou mística; religiosidade, misticismo, 3- tudo que tem por objetivo a vida espiritual, 4- elevação, transcendência, sublimação. Antônimo de materialidade, carnalidade. *Religiosidade* 1 - qualidade do que é religioso, 2 - tendência para os sentimentos religiosos, para coisas sagradas, 3 - conjunto de escrúpulos religiosos ou de valores éticos que apresentem certo teor religioso.

Hossne e Pessini entendem que a religiosidade é parte (forte) da espiritualidade, mas a espiritualidade não se restringe a religiosidade. A religiosidade por sua vez, não se restringe só a espiritualidade, pode ter componentes materiais (Hossne e Pessini, 2014).

Ao longo da história diversos pensadores, filósofos e teólogos já se expressaram no sentido de que o homem além de ser racional é também um ser espiritual e que essas qualidades o diferenciam dos demais animais.

Verificando as publicações científicas das três principais bases de dados mundiais, Medline, Lilacs e Philosopher Index, verifica-se uma crescente publicação de artigos envolvendo religiosidade e bioética a partir de 1970, com grande concentração entre 2000 e 2013, sobretudo na área biomédica. Dentre todas as publicações vale destacar a constante presença de autores brasileiros.

Em 1994 Potter publicou na revista Science o artigo *"A ciência e a religião devem partilhar da mesma busca em relação à sobrevivência global"*. Nesse artigo ele relata que *"Os cientistas devem aplaudir Hans Kung que aponta para a construção de uma aliança conciliatória entre crentes e cientistas. Precisamos unir forças frente à responsabilidade global da sobrevivência humana e seu apelo pelo respeito mútuo, necessário para uma ética mundial comum"* e mais à frente *"Estamos conscientes que as religiões não podem resolver os problemas econômicos, políticos e sociais da terra...contudo as religiões são capazes de dar às pessoas um horizonte de sentido para suas vidas e um lar espiritual"* (Potter, 1994).

Puchalsky e Romer definem espiritualidade como aquilo que permite que uma pessoa vivencie um sentido transcendente na vida. Trata-se de uma construção que envolve fé e sentido.

Capítulo 2 | 11

A fé é a crença em uma força transcendental superior, não identificada necessariamente como Deus, nem vinculada necessariamente com a participação nos rituais de uma religião. O sentido envolve a convicção de que se está realizando um papel e um propósito inalienáveis na vida, que é considerada um dom (Puchalsky e, Romer, 2000).

Cortina diz que as religiões deveriam fazer propostas de felicidade, de vida plena, autorrealizada. A felicidade tem íntima ligação com a justiça. A especialidade do cristianismo é o amor que é o nível maior da justiça. O amor estabelece vínculos e os vínculos criam obrigações. Todos necessitam de consolo, esperança, sentido, visão e nenhum governo tem obrigação de dar essas coisas. Esse é o grande papel das religiões (Cortina, 2002).

Diego Gracia nos fala de valores instrumentais e intrínsecos: *"Os valores instrumentais são materiais e os intrínsecos não tem preço, são o amor, a solidariedade, a paz, a saúde, etc..."*. Ao falar da terminalidade da vida, aponta que os valores instrumentais perdem sentido e valores intrínsecos, como a espiritualidade, ganham importância. No atendimento global ao caso terminal o paciente exige a gestão correta dos valores espirituais (Gracia, 2011).

Francis S. Collins cientista do projeto Genoma, em seu livro "A Linguagem de Deus", apresenta evidências de que Ele existe. Diz que: *"A ciência é incapaz de responder a questões como: qual o sentido da vida? Porquê o universo existe? O que existe após a morte? Uma das necessidades maiores da humanidade é encontrar respostas a estas questões e temos que apanhar todo o poder das perspectivas científica e religiosa para buscar a compreensão tanto daquilo que vemos quanto daquilo que não vemos"* (Collins, 2006).

Como foi dito, a partir do ano de 2000 houve crescente publicação de artigos envolvendo religião e religiosidade com saúde, em especial os relacionados à saúde mental e terminalidade da vida. Além de dezenas de artigos envolvendo esses dois temas também encontramos religiosidade e saúde física, religiosidade e personalidade, espiritualidade e oncologia, espiritualidade e consumos de álcool, espiritualidade e anorexia nervosa, espiritualidade e HIV, espiritualidade e epilepsia, espiritualidade e dor, espiritualidade e qualidade de vida, espiritualidade e maternidade prematura e espiritualidade e transtorno bipolar. Todas estas publicações mostram a importância da espiritualidade e religiosidade na Bioética Clínica.

Reforça a espiritualidade como referencial bioético a presença do tema na Declaração sobre Bioética e Direitos Humanos da UNESCO em 2005, na Declaração dos direitos do paciente da Associação Médica Mundial em 2008, no Código de Ética Médica do Canadá em 2004, na declaração sobre cuidados no final da vida da Associação Médica Americana em 2005, no decreto regulamentador dos cuidados paliativos do México em 2009 e na Portaria 1820 do Ministério da Saúde do Brasil (carta dos direitos dos usuários da saúde) em 2009.

Solidariedade

Esse referencial só recentemente aparece com mais frequência nos textos bioéticos apesar de que se fez presente desde os primórdios da humanidade. Já no antigo Egito, os indivíduos eram estimulados a ajudar o próximo sem cobrança através de trabalho voluntário. Exemplo disso era a ajuda aos pobres que não tinham barco para atravessarem os rios por conta própria. Desde tempos imemoriais no âmbito das famílias, se auxiliam os velhos, os doentes, os deficientes. Na idade média, a igreja, as associações de classe, as confrarias, criavam fundos para auxílio dos necessitados. Outro exemplo da idade média foi à criação das Santas Casas de Misericórdia.

Existem termos que se confundem com solidariedade, mas que são coisas distintas tais como filantropia, caridade, fraternidade e compaixão.

A *filantropia* é exercida por organizações públicas ou privadas por meio de doações ou prestações de serviço, apoiando pessoas necessitadas. Em nosso meio as empresas filantrópicas são estimuladas pelo Estado com isenções fiscais.

A *caridade* tem conotação fortemente religiosa. O termo vem do latim 'caritas' que significa amor ao próximo. Existem críticos que a interpretam como uma forma de aliviar o peso da própria consciência ou uma forma de conseguir o perdão divino e salvação eterna.

Nietzsche foi um dos críticos mais severos da caridade e da compaixão dizendo que eram estratégias de poder por multiplicar os mecanismos de coerção e submissão.

O termo *fraternidade* deriva do latim *fraternitas* que significa irmandade, afeição entre irmãos. A palavra aparece na tríade que inspirou a revolução francesa. A fraternidade parte do princípio que os seres humanos têm deveres com seus semelhantes e exige uma relação de afetividade de uns em relação aos outros (Aquino, 2008). A *compaixão* também tem origem no termo latino *compassio* que significa o desejo de aliviar o sofrimento do outro. Não julgar o outro, apenas querer aliviar o seu sofrer. Existem desvios da compaixão que muitas vezes escondem atitudes imorais como enclausurar doentes mentais ou recolher mendigos a abrigos sem condições sanitárias. A compaixão muitas vezes envolve sofrimentos não ligados à miséria, mas a coisas físicas ou emocionais.

Voltando a solidariedade, Garrafa e Soares citam três formas contemporâneas de solidariedade: a assistencial, a crítica e a radical. Na *solidariedade assistencial* temos o viés mais tradicional e também mais distorcido do que verdadeiramente seja solidariedade. No assistencialismo não há a intenção de tirar o assistido da sua situação, não há mudança no *status quo* do assistido. Ajuda transitoriamente em uma situação difícil, mas não resolve. Esse tipo de assistencialismo também apresenta desvios como dividendos políticos para os membros de clubes de assistência ou dividendos econômicos para empresas "solidárias". Uma exceção importante é a necessária solidariedade frente a catástrofes naturais (Garrafa e Soares, 2013).

Segundo os citados autores na *solidariedade crítica* **há o compromisso de proporcionar ao outro**, condições permanentes para sua autonomia. Não se trata apenas de "ajudar o semelhante", mas também de fornecer ferramentas para que saia da situação de vulnerabilidade. A solidariedade crítica também pode ser chamada de *empoderamento* ou de *libertação*. Já a *solidariedade radical* tem por base os estudos do filósofo australiano Peter Singer, que culpabiliza os que têm recursos em excesso e não se disponibilizam a ajudar os necessitados (Singer, 1998). Para ele não se trata da responsabilidade apenas dos governos, mas de cada rico individualmente que pode contribuir no combate a pobreza e não o faz. A solidariedade deveria ser radical.

Finalizando, basta olhar para África e, mais perto de nós, para a América Latina e mais perto ainda, bem debaixo do nosso nariz, para perceber o quanto existe de desigualdade entre os seres humanos e o quanto estes necessitam de solidariedade, definitivamente um referencial em bioética.

Prudência

Prudência enquanto referencial bioético abrange os sentidos da sensatez, comedimento, cuidado, temperança, moderação, precaução, sabedoria prática, bom senso. A prudência se contrapõe a negligência que é não fazer o que deveria ser feito e mais ainda se contrapõe a imprudência que é fazer o que não deveria ser feito ou ter feito sem os devidos cuidados (Hossne, 2008).

A imprudência, antônimo da prudência, aparece no código de ética médica no seu primeiro artigo que trata das modalidades do erro médico.

A prudência já era citada na antiga Grécia por filósofos pré-socráticos como Xenófanes de Colofão. Segundo Jaeder, Xenófanes considerava a prudência uma *aretê* (virtude) tão grande quanto à coragem dos guerreiros gregos (Jaeder e Paidea, 1996).

Capítulo 2 | 13

Heráclito de Efésio, para muitos o mais destacado filósofo pré-socrático, destaca a prudência como a maior das virtudes.

Para melhor entendimento filosófico do que seja prudência vamos nos valer do conceito Platônico-Socrático e do conceito Aristotélico.

No livro "Introdução a história da filosofia", Chaui relata que Platão dividia a alma entre três funções: apetitiva (comida, bebida, sexo, prazer), colérica (irritação, defesa, combate) e racional (espiritual, princípio divino, função superior da alma). Explica Chaui que quando o lado racional domina os outros dois surge à virtude que Platão denominou *Sophrosyne* cuja tradução é moderação, temperança, prudência. O verbo sophronizo significa tornar-se prudente e a palavra sophrosyne é o ideal ético do controle dos impulsos, apetite e desejos (prudência). Aristóteles definiu *phronesis* com sendo a prática da Sophrosyne que chamou de sabedoria prática, tendo o mesmo sentido de prudência.

Modernamente diversos filósofos como Kant, Santo Agostinho, São Tomas de Aquino, Hobbes, Pellegrin, entre outros, dedicaram suas reflexões sobre a prudência e sua importância ética. Como a prudência tem relação íntima com a análise e com a deliberação cabe perfeitamente considerá-la como referencial bioético para análise crítica de valores e deliberação independente.

Referências bibliográficas

1. Nietzsche F. Aurora, México: Editora Mexicanos Unidos: 1981.
2. Hossne WS. Revista Bioethikos. Centro Universitário São Camilo- 2009; 3(1): 41-51.
3. Vieira S e Hossne WS. Experimentação em seres humanos. São Paulo: Moderna; 1986.
4. Chaui M. Introdução a História da Filosofia. São Paulo: Companhia das Letras: 1994; p 293-94.
5. Lévinas E. Entre Nós - Ensaio sobre Alteridade. Petrópolis (RJ): Vozes, 2004.
6. Laing RD. Eu e os outros - O relacionamento interpessoal. Petrópolis (RJ): Vozes, 1972.
7. Arruda A (organizador). Representando a alteridade, segunda ed. Petrópolis: Vozes, 1998.
8. Hossne WS. Dos referenciais da Bioética – a Equidade. Revista Bioethikos- Centro Universitário São Camilo- 2009; 3(2): 211-216. Aristóteles. Ética a Nicômaco; São Paulo: abril Cultural; 1973 (coleção "Os pensadores").
9. Hossne WS e Segre M. Revista Bioethikos - Centro Universitário São Camilo- 2011; 5 (1): 35-40.
10. Razum O. Equity in Global Health as a Chalenge For Applied. The case of child mortality (original em alemão).2008;51(2): 184-90.
11. Hossne WS e Pessini L. Bioética e Bibliometria – Editorial. Revista Bioethikos- Centro Universitário São Camilo- 2014; 8(1): 11-30.
12. Potter VR. Science, Religion Must Share Quest for Global Survival. The scientist. 1994 may; 8(10):12.
13. Puchalsky C, Romer AL. Taking a Spiritual History Allows Clinicians to Understand patients more fully. J. Palliatmed. 2000; 3(1) 129-37.
14. Cortina A. Ética Cívica: ética de máximos, ética mínima. IHU On-line (internet) 2002, nov Disponível em http://www.ihuonline.univinos.br/media/pdf/ihuonlineedica 44.pdf
15. Gracia D. Fundamentos de La Espiritualidad em La prática Clínica. Programa para la atencion integral a personas com enfermidades avanzadas. 2011 outono: 6-7.
16. Collins FS. A linguagem de Deus, 2006. Editora Gente.
17. Aquino M. Fraternidade e direitos humanos. *In*: Baggio RM, organizador. O príncipe esquecido. São Paulo: Cidade Nova; pg 137; 2008.
18. Singer P. Ética prática. São Paulo: Martins Fontes; 1998 p 231-45. Hossne WS – Dos referenciais da Bioética: A prudência. Revista Bioethikos - Centro Universitário São Camilo. 2008; 2(2):185-196.
19. Jaeder W e Paidea A. A Formação do Homem Grego. São Paulo: Martins Fontes; 1996.

Capítulo 3

Reflexões sobre a Vulnerabilidade na Pediatria

Edson Umeda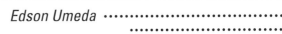

Inúmeras são as questões que inquietam as práticas das equipes de saúde em uma unidade de atendimento pediátrico, que focalizam na tríade: profissional de saúde, criança, e familiar motivo de angustia e insuficiência profissional, sendo indiscutível que as questões éticas ímpares são complexas e abundantes, e requerem uma atenção nas estratégias de abordagem dos conflitos.

Para Hossne (2009), nós, seres humanos, somos sempre vulneráveis e podemos em certas ocasiões estar ou não em situações de vulnerabilidade, e por consequência entende que a vulnerabilidade sempre é categórica a nós seres humanos. Pode apresentar-se de uma situação subentendida a uma situação declarada, de uma situação de chance para uma situação de exequibilidade, em síntese: de ser um sujeito vulnerável ao estar vulnerável. Neste referencial a Bioética faz relacionar-se então a todas essas vicissitudes (Hossne, 2009).

Desvela-se, portanto dentro da tríade apresentada a vulnerabilidade da criança, a de sua família e a da equipe de saúde composta por todos seus membros (médicos, enfermagem, fisioterapeutas, psicólogos, etc.).

Uma das teses que as equipes se deparam no atendimento pediátrico são as grandes diversidades manifestas de formas distintas como a moral, religiosa, educacional, e social. A sociedade brasileira em face da patente diversidade moral apoiada pela Bioética construiria uma reflexão de suplantação entre dois polos morais, aquela em que só a minha moral está correta e a outra em que cada um faz o que quer, referindo-se a primeira a uma atitude etnocêntrica e a outra ao relativismo (Sanches, 2012).

Em nossa sociedade atual e moderna podemos reconhecer que a medicina e as construções sociais que garantem meios adequados na defesa do risco social não são direcionadas a um universo contemporâneo, singular e absoluto. A interferência de particularidades étnicas, da religião e da educação, regionais e corporais, relacionadas a idade, as classes sociais e aos gêneros, dentre outras, caracterizam toda essa diversidade cultural posicionando a medicina e as estruturas de saúde à frente de um mundo diversificado e plurifacetado que carece de valores e concepções diferenciados. Múltiplos matizes e diferentes planejamentos dos programas de saúde são orientações para este tipo de intervenção, e a modernidade não pode desconsiderar as diferenças e as desigualdades das sociedades (Munanga, 2007).

Assim conjecturamos na perspectiva de Pettengil e Angelo sobre a vulnerabilidade da família, onde o referencial da vulnerabilidade exprime em uma circunstância de adoecimento e na necessidade de internação de um filho, a família sente-se intimidada em sua autonomia, em face da equipe de saúde, da patologia e da própria família. Suscitam estes temores experimentações previamente vivenciadas, uma incapacidade em como conduzir-se decorrente da extensão dos problemas prejudicam a aptidão em suportar com a situação. A vulnerabilidade define-se por características relacionadas às circunstâncias da doença que motiva debilidade, insegurança, ameaça imaginária ou real, receio do desfecho, jugo ao desconhecido, sujeitar-se a um agravo e perspectivas do retorno a vida antes da doença; às circunstâncias da família em decorrência de sua capacidade funcional havendo desarranjo, afastamento, transformação e desarmonias familiares; às circunstâncias hospitalares denotado pelas controvérsias da equipe de saúde seja pela carência da comunicação, pelo desrespeito e digressão de suas funções. A organização familiar, portanto possui movimento semelhante a um movimento pendular, é dinâmico, oscilando de momentos em que não consegue elaborar nada, com outros onde procura resgatar sua autonomia que outorga uma fragilidade e este pensamento reflexivo do referencial da vulnerabilidade no decorrer do conhecimento da doença e da internação da criança (Pettengil e Angelo, 2005).

Para Sanches os conflitos éticos iniciam-se em uma conjuntura externa as unidades de saúde, como relatos de grande distância da moradia da criança-família até a unidade de saúde, a ausência de cônjuge das mães para compartilhar os cuidados ("relacionamento casual"), e o desarranjo da estrutura familiar (cônjuge já tem outra família, problemas relacionados ao álcool e drogas).

Já o processo de hospitalização se caracteriza por uma situação difícil e angustiante na essência do indivíduo, e tem conformações *sui generis* quando se trata de uma criança, pois acarreta mudanças na rotina de toda roda familiar. A internação hospitalar representa experiência bastante desagradável para a criança, suscitando ansiedade ao expô-la dentro de um ambiente estressante, e onde o enfrentamento destas vivências é bastante restritivo e com pouco apoio, consequentemente, uma das únicas fontes de segurança da criança é figura presencial dos pais (Faquinello et al., 2007).

Entretanto a subordinação dos familiares da criança, no hospital, adquirido por intermédio da imposição de acatamento das normas e rotinas determinadas, não objetivaria o aumento de suas capacidades, nem aumentar sua submissão, mas a elaboração de uma relação que os tornaria obedientes e prestativos, proporcionando maior facilidade do trabalho da equipe de saúde. As normas e rotinas seriam artifícios que permitiriam o controle circunstanciado dos cuidadores familiares, que realizam a submissão continuada de suas forças e lhes estabelecem uma dependência de docilidade-utilidade. Nesta percepção, a obrigação de observar as mesmas pode acarretar conflitos, comprometendo a assistência à criança internada, tornando o cuidador familiar da criança débil. As normas e rotinas implementadas segundo Xavier et al. tendo como finalidade a organização do processo de trabalho da equipe de saúde não podem ser motivos de angústia, de sujeição e de desorganização da família, mas de competência no cuidado. Em razão disto necessitam serem preparadas, dando a devida importância, além do fator disciplina na cooperação familiar dentro da unidade de atendimento, como nas suas primordialidades pessoais como forma de humanizar a assistência (Xavier, 2014).

Por outro lado a vulnerabilidade da equipe de saúde torna-se evidente através de manifestações de seus conselhos profissionais, como o de Medicina do Estado de São Paulo, que em 2015, encomendou uma pesquisa para compreender as agressões contra os médicos que vem alcançando cada dia mais destaque, tanto no sistema público quanto privado de saúde como reflexo do incremento da violência no país, e das más conjunturas da atenção à saúde. Aponta a pesquisa que no Estado de São Paulo, 64% dos médicos já tiveram conhecimento ou vivenciaram ocorrências de violência por parte de pacientes ou de seus acompanhantes. Dessa amostra, 17% foram vítimas e também conhecem outro médico que foi agredido, sendo que 5% revelaram terem sido agredidos pessoalmente – a maior parte são médicos jovens (78% encontram-se nas faixas etárias entre 24 a 34 anos) e na questão de gênero as mulheres médicas, um pouco mais que homens (Cremesp, 2015). Também o Conselho Regional de Enfermagem do Estado de São Paulo exibiu indicadores de pesquisas que invocam números ameaçadores de violência. Em pesquisa realizada pelo órgão com 4.293 profissionais de enfermagem no Estado de São Paulo demonstrou-se que 77% desses profissionais já foram vítimas de violência (Coren-SP, 2015).

Segundo Anjos (2006), existe uma dificuldade para se lidar com a vulnerabilidade:

> *"A vulnerabilidade é um conceito necessário para que o próprio conceito de autonomia possa se dar sob a razão crítica. A ocultação da vulnerabilidade tem uma incidência sobre o próprio sujeito que se imagina autônomo. Ao contrário, levando a sério a vulnerabilidade, o sujeito elabora suas decisões tendo em conta os limites e condicionamentos de sua própria liberdade. Isto significa que o reconhecimento da vulnerabilidade tem uma função metodológica no próprio estabelecimento da autonomia" (Anjos MF, 2006).*

Desse ponto, a equipe de saúde tem entendimento que as agressões derivam da metodologia do trabalho utilizada, nas primordialidades de saúde dos indivíduos e das comunidades, da ameaça à agressão cotidiana, do agressor, da particularidade da hostilidade, do gerenciamento das políticas de saúde e do próprio profissional da saúde. Pressupostos aludidos como a melhora da estrutura dos serviços, favorecendo estratégias de segurança, um menor intervalo para atendimento dos usuários e a remodelação nas atitudes dos profissionais da equipe de saúde frente às agressões repercutiriam notadamente no êxito da metodologia de trabalho e de gerenciamento em saúde. Kaiser e Bianchi apontam que o opressor pode ser um usuário comum ou aquele em desalento cognitivo, o próprio companheiro de trabalho, o administrador, os cuidadores familiares do paciente, ou ainda, que o ato agressivo pode iniciar de qualquer indivíduo (Kaiser e Bianchi, 2008). Não podemos nos antecipar em saber quem será o agressor, pois irá depender da intensidade que se pretende algo e como isso será conduzido pelo profissional de saúde, alguns expuseram que os pacientes ou seus acompanhantes não aprovam a palavra "não" como respostas e que isso produz estresse tanto ao binômio paciente-familiar quanto no profissional da equipe de saúde.

Dentro dessa complexidade, está inserida a consulta ao paciente e a responsabilidade do médico, o que entendemos extensiva a toda equipe de saúde, no aconselhamento das intervenções mais pertinentes a cada caso, fundamentada em evidências as mais sensatas acessíveis, porém com respeito aos direitos do paciente e de seus responsáveis legais na escolha livre do que mais lhes convier, tomando em consideração seus valores intrínsecos espirituais, morais, éticos, religiosos e culturais. Mencionamos que este é um compromisso com consequências jurídicas nos âmbitos administrativo, penal e cível. Nos pacientes pediátricos a habilidade de compreender as implicações de suas atitudes é uma evolução que principia costumeiramente a partir dos seis anos de idade e se aperfeiçoa até o término da adolescência. A criança consequentemente tem prerrogativas de efetuar escolhas sobre procedimentos diagnósticos e terapêuticos, apesar de que em situações concebidas como de risco e em face à execução de certos procedimentos complexos, é indispensável, além do assentimento da criança, a atuação e o consentimento dos seus cuidadores familiares ou responsáveis legais. Se as vantagens em determinado processo de saúde forem indefinidas, torna-se mais necessário à escuta da criança e do adolescente ainda mais quando da recusa em conceder seu assentimento. Apesar da insuficiência do exercício de sua capacidade dentro do âmbito da vida civil, consideramos que integralmente até seus 16 anos de idade e relativamente dos 16 a 18 anos de idade, a equipe de saúde deve ir integrando-os neste processo tendo em vista seu desenvolvimento e sua capacidade do entendimento de sua adversidade. Assim

Capítulo 3

sendo, nos atendimentos ou realização de procedimentos em menores aconselha-se a obtenção do seu assentimento (Hirscheimer et al., 2010).

E nesta forma de atenção à saúde dos pacientes pediátricos, através de escuta sensível torna-se possível adentrar nas questões de maus tratos mais profundamente para identificar suas vulnerabilidades.

A violência que acomete os infantes e adolescentes é uma provocação mais frequente do que nossas suposições, e na maioria das vezes não é registrada ou sequer denunciada. Em situações de risco as crianças acabam por serem internadas para avaliação mais apurada dos fatores suscitantes ou pela gravidade das lesões causadas pelos agressores.

Levanta-se dentro do referencial da vulnerabilidade entre crianças e adolescentes em âmbito domestica ameaças intrínsecas concernentes a discórdia entre consortes e o alcoolismo, transformando essencialmente estes atores em espectadores de toda sorte de violência e investidas. As ameaças associadas a localização dos domicílios integram a debilidade da oferta de estabelecimentos e sistemas públicos, a insuficiência de ofertas de áreas destinados ao lazer, o convívio entre vizinhos e o controle regional deste perímetro pelo tráfico de drogas. Apontados estes riscos, ainda podemos apresentar mais destaques perniciosos como a prostituição e o trabalho infantil. Adicionado a todos estes aspectos, as crianças e adolescentes, em decorrência de seus hábitos e suas personalidades veem-se mais vulneráveis com a relação as drogas, a gravidez na adolescência e aos furtos (Fonseca et al., 2013).

Na opinião de Pires e Miyazaki, a violência contra crianças e adolescentes é uma perturbação mundial, que incide e lesa este universo no decorrer de fundamental época de seu desenvolvimento. Violências diversas se apresentam contra as crianças e os adolescentes, entretanto estas apresentam características comuns, e defini-las satisfatoriamente é conveniente, uma vez que estas definições têm interferência direta na atenção à prevenção e no domínio do problema. A definição de diferentes arquétipos de violência ou maus-tratos é apenas um método educativo de conceber o problema, que em muitas ocasiões processa-se de forma dinâmica e concomitante (Pires AL e Miyazaki MC, 2005).

A ocorrência dos maus-tratos ou abusos é caracterizada no momento em que, indivíduos em conjunturas de dominação (força, idade, classe social ou econômica, importância, intelecto) exercem um ato ou omissão capaz de causar dano físico, psicológico ou sexual, contrariamente à vontade da vítima, ou por consentimento obtido a partir de indução ou sedução enganosa. Dos maus-tratos contra a criança ou adolescente o modelo mais contumaz é a violência doméstica, que na maioria das vezes desenrola-se no seio dos lares ou na convivência familiar. Estas circunstâncias tendem a perdurar por período demasiado, posto que a família, que consideramos como a encarregada de proteger a criança, visa a dissimular ou silenciar a conduta violenta, quer pela conivência dos adultos e/ou pelo temor que as vítimas têm de incriminar estes indivíduos. Os tipos cruciais de maus-tratos sujeitos a notificação compreendem negligência ou abandono, violência física ou ações de crueldades, Síndrome de Munchausen por procuração, Síndrome do bebê sacudido, abuso sexual e psicológico.

Isto posto, distinguir a vulnerabilidade também se associa a experimenta-la na própria carne. É factível que as pessoas que tem sofrido segregações e pouco-caso percebam o sentido dessas circunstâncias. Essa conduta não é voluntária, entretanto, porque igualmente se constata que pessoas que foram desprezadas e discriminadas têm a tendência a repetir essas atitudes em relação a pessoas de menor posição relativa em um processo equiparatório de difícil extinção. Características gerais da vulnerabilidade correspondentes à idade ou degeneração física, podem ser utilizadas como padrões e modelos para obter uma vasta percepção dos desenvolvimentos psicológicos coligados às vulnerabilidades (Stepke e Drumond, 2007).

18 Capítulo 3

Assim a vulnerabilidade deve ser refletida como uma circunstância sindrômica que demanda análise quanto à sua fisiopatologia, terapêutica, prognóstico, etiopatogenia e efeitos colaterais e que deve ser analisada de modo abrangente (sistêmico) e não limitada apenas ao indivíduo.

Referências bibliográficas

1. Hossne WS. Dos referenciais da Bioética – a Vulnerabilidade. Revista Bioethycos. Centro Universitário São Camilo- 2009; 3(1): 41-51.
2. Sanches MA. Bioética nos cuidados neonatais. *In*: Sanches MA; Gubert IC (Org.). Bioética e Vulnerabilidades. Curitiba: Ed. UFPR, 2012. p. 143-161.
3. Munanga K. Saúde e diversidade. Saúde e Sociedade, [s.l.], v. 16, n. 2, p.13-15, ago. 2007. Fap UNIFESP (SciELO). http://dx.doi.org/10.1590/s0104-12902007000200003.
4. Pettengil MAM e Angelo M. Vulnerabilidade da família: desenvolvimento do conceito. Rev Latino-am Enfermagem, São Paulo, v. 6, n. 13, p.982-988, 1 nov. 2005.
5. Faquinello P; Higarashi IH; Marcon SS. O Atendimento humanizado em unidade pediátrica: percepção do acompanhante da criança hospitalizada. Texto Contexto Enferm, Florianópolis, v. 4, n. 16, p.609-616, 08 out. 2007.
6. Xavier DM et al. The family in the Pediatric Unit: living with rules and hospital routines. Revista Brasileira de Enfermagem, [s.l.], v. 67, n. 2, p.181-186, 2014. GN1 Genesis Network. http://dx.doi.org/10.5935/0034-7167.20140023.
7. Cremesp. Falta de condições no atendimento à saúde é apontada como principal causa da violência contra médicos. Disponível em: http://www.cremesp.org.br/?siteAcao=NoticiasC&id=3901. Acesso em: 11/10/2015.
8. COREN-SP. Coren-SP e Cremesp divulgam dados sobre a violência contra profissionais de saúde. Disponível em: http://www.coren-sp.gov.br/node/41004. Acesso em: 20/12/2015.
9. Anjos MF. A Vulnerabilidade como parceira da autonomia. Revista Brasileira de Bioética, Brasília, v. 2, n. 2, p.173-186, 5 out. 2006.
10. Kaiser DE e Bianchi FA. A violência e os profissionais da saúde na atenção primária. Rev Gaúcha Enferm. Porto Alegre, v. 3, n. 29, p.362-366, 23 abr. 2008.
11. Hirschheimer MR. Constantino CF; Oselka GW. Consentimento informado no atendimento pediátrico. Rev Paul Pediatr, São Paulo, v. 2, n. 28, p.128-133, 23 fev. 2010.
12. Fonseca FF et al. As vulnerabilidades na infância e adolescência e as políticas públicas brasileiras de intervenção. Rev. Paul. Pediatr.,[s.l.], v. 31, n. 2, p.258-264, jun. 2013. Elsevier BV. http://dx.doi.org/10.1590/s0103-05822013000200019.
13. Pires AL e Miyazaki MC. Maus-tratos contra crianças e adolescentes: revisão da literatura para profissionais da saúde. Arq Ciênc Saúde, São José do Rio Preto, v. 1, n. 12, p.42-49, 4 nov. 2005.
14. Stepke FL e Drumond JGF. Fundamentos de uma Antropologia Bioética: o apropriado, o bom e o justo. São Paulo: Loyola, 2007. 212 p.

Capítulo 3   19

20

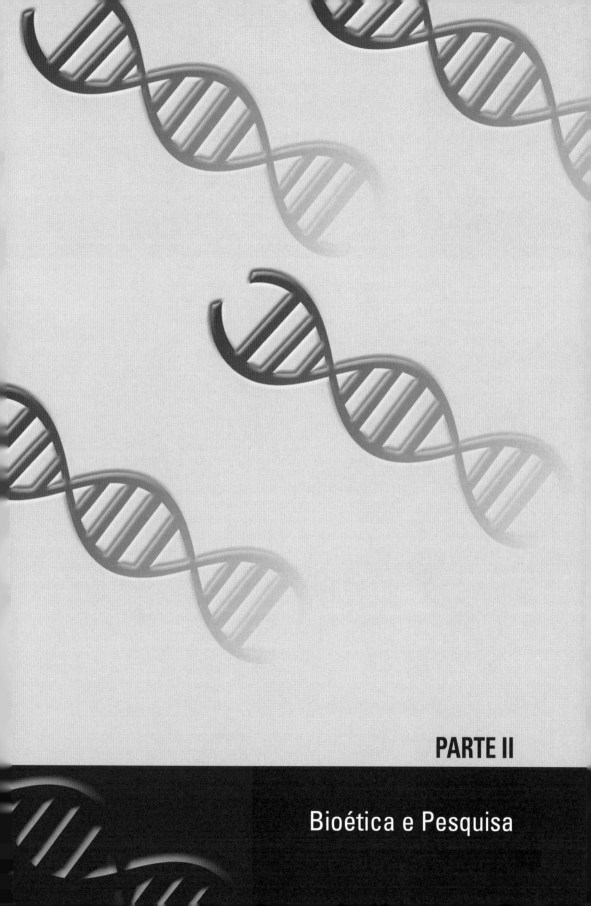

PARTE II

Bioética e Pesquisa

22

Capítulo 4

Reflexões Bioéticas sobre as Pesquisas Envolvendo Seres Humanos

José Marques Filho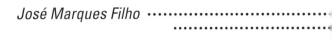

A busca incessante por novos conhecimentos e, consequentemente, de novas tecnologias, é uma característica do homem. Experimentação com seres humanos tem sido feita, ao longo da história da medicina, com diferentes padrões de ética e qualidade (Marques Filho, 2012).

Admite-se que as ciências experimentais, a partir das quais se desenvolveram outros ramos das ciências, têm como marco inicial simbólico as contribuições e, sobretudo, a postura de Galileu, no século XVI. Desde então, os avanços científicos se fizeram de tal forma que, ao final de dois séculos, configurou-se e consolidou-se a chamada revolução científica (Marques Filho J, 2007).

Galileu postulava que a verdade deveria ser obtida por meio da experimentação sistemática e da observação crítica e que a explicação dos fenômenos naturais não deveria ser aceita simplesmente porque autores clássicos afirmavam e defendiam determinadas verdades como verdadeiros e intocáveis dogmas. Portando, o meio de se alcançar a verdade seria a observação cuidadosa e a experimentação, com a obrigatória e consequente reprodução por outros pesquisadores.

É conhecida a afirmação segundo a qual, desde Galileu, o número de cientistas vem se duplicando a cada 10 ou 15 anos. A consolidação das ciências experimentais, porém se deu através da obra de Isaac Newton, no século XXII, principalmente após a publicação dos Princípios Matemáticos da Filosofia Natural. Seu grande mérito foi determinar uma perfeita união entre os dados observados e o raciocínio, sempre a partir de dados experimentais. O impulso dado por Newton às ciências experimentais e, consequentemente, às ciências em geral, teve reconhecimento de toda a comunidade científica da época, sendo o cientista reverenciado até hoje como um dos maiores nomes das ciências de todos os tempos.

Já no século XVII, na França, a ciência assume nova característica, agora com perspectivas sociais. Os autores da Enciclopédia, divulgando todos os conhecimentos científicos acumulados até aquela época, fornecem ao cidadão a possibilidade de acesso ao conhecimento e defendem uma mentalidade científica para a estruturação da sociedade.

A humanidade tem uma grande dívida com as Sociedades Científicas criadas no século XVIII, principalmente na França e Inglaterra, congregando e difundindo os cientistas das áreas experimentais e, com isso, o conhecimento.

Os avanços dos conhecimentos obtidos através das contribuições dos cientistas e das Sociedades Científicas ganharam forte impulso, fazendo com que progressivamente as universidades abrissem suas portas aos cada vez mais respeitados cientistas e consequentemente, à ciência.

Coube historicamente à universidade de Berlim marcar definitivamente a indispensável união entre o ensino e a pesquisa, com ênfase na ciência. Nesse novo modelo foi inaugurada uma definitiva característica das universidades – a instalação dos laboratórios de pesquisa experimental. Assim, o professor deixou de ser mero repetidor de conhecimentos para ser um pesquisador, aparecendo, então, a figura do professor pesquisador e gerador de novos conhecimentos. Formava-se, desse modo, além de um profissional para determinada área da ciência, também um potencial novo pesquisador. Participaram também desse modelo outras áreas do conhecimento humano, como as áreas sociais.

Esse novo modelo, cujo apogeu nas universidades americanas deu-se já no final do século XIX e durante o século XX, teve como marco fundamental a criação da Universidade de John Hopkins (1876), consolidando a carreira e a profissão de pesquisador e institucionalizando a pós-graduação.

As ciências experimentais no Brasil tiveram seu desenvolvimento principalmente no final do século XIX e início do século XX, especialmente no Instituto Oswaldo Cruz, no Rio de Janeiro, e nos Institutos Butantã e Adolfo Lutz, em São Paulo.

Na área biomédica, os animais têm sido utilizados pelo homem em estudos e pesquisas desde a Antiguidade, partindo-se da dissecação anatômica, até chegar aos estudos experimentais e fisiológicos.

Deve-se a Claude Bernard, em meados do século passado, a implantação e o desenvolvimento da medicina experimental, estabelecendo os fundamentos básicos da experimentação biológica, sistematizando o processo de investigação e ampliando muito os campos de investigação experimental.

A Medicina também trilhou um caminho semelhante. Hipócrates criou o método da observação à beira do leito. Assim, ao invés de atribuir aos deuses a culpa pelas enfermidades, ele observava cuidadosamente cada caso, acumulando conhecimento sobre as doenças. À medida que o conhecimento clínico das doenças foi sendo acumulado, aumentou também a curiosidade e a busca por respostas quanto às causas e aos mecanismos etiológicos das doenças.

Surge então um campo inesgotável de pesquisas, buscando a consolidação dos conhecimentos biológicos e fisiológicos através da medicina experimental, que buscará, cada vez, mais a evolução dos conhecimentos dentro do campo da biologia e da medicina propriamente dita.

O grande salto de qualidade ocorreu quando problemas de natureza metodológica dentro das ciências experimentais foram abordados e, em grande parte, solucionados por Fisher.

A nova metodologia estruturada por Fisher iniciou-se na área de Agronomia, estendendo-se posteriormente para o campo da Biologia, principalmente no campo da genética.

O reconhecimento da importância do delineamento da pesquisa, o desenvolvimento dos testes de probabilidade e a difusão do conhecimento da matemática aplicada abriram um amplo campo para o desenvolvimento das ciências experimentais.

O grande avanço da Biomedicina, assim como da ciência em geral, com a consequente aplicação nos seres humanos desenvolveu, de forma extraordinária, o campo das ciências experimentais.

Experimentação em cirurgia

A experimentação de novas drogas é mais facilmente aceita do que pesquisas com procedimentos cirúrgicos. Entretanto o progresso da Medicina depende da experimentação com seres humanos, que deve ser conduzida dentro dos mais rigorosos preceitos éticos e científicos.

A cirurgia experimental constitui uma atividade privilegiada, na qual se dá o encontro da clínica com as ciências básicas.

Independentemente da contribuição que possa trazer para o avanço do conhecimento, essa atividade tem forte influência no aprendizado e na formação, desde o aprimoramento técnico até a análise crítica do delineamento de um experimento, passando por um respeito à vida animal e terminando por formar um cirurgião apto tecnicamente e com plena formação moral, leva-se, consequentemente, a uma prática médica lastreada em condutas humanísticas, quando do relacionamento com os pacientes.

No final do século passado, no Brasil, alguns clínicos e cirurgiões, de forma isolada e esporádica, procuram os laboratórios de fisiologia e de farmacologia para a realização de teses de doutorados, iniciando uma atividade que lentamente se tem expandido entre nós.

Nessa época, as disciplinas de técnicas operatórias se dedicavam quase exclusivamente ao ensino e treinamento de técnicas operatórias, e as cirurgias experimentais se restringiam ao treinamento em animais e não à investigação ou aos experimentos focados no desenvolvimento de avanços em técnicas cirúrgicas.

O primeiro curso de pós-graduação em cirurgia experimental no Brasil foi instalado na Faculdade de Medicina de Botucatu, no Estado de São Paulo, pelo professor Hossne.

O objetivo desse curso era consolidar a cirurgia experimental, não mais como um treinamento técnico, mas como uma disciplina da área cirúrgica, voltada para a formação do cirurgião como pesquisador, ao lado da formação e da investigação clínica, levando-se, consequentemente, a uma integração entre a área clínica e as experimentais.

Metodologia adequada

Não é eticamente adequado que pacientes sejam expostos aos riscos de um determinado experimento, sem que da pesquisa não resulte um real benefício para a sociedade.

Em pesquisas com seres humanos, principalmente na área biomédica, além dos conhecimentos técnicos na área, há a fundamental necessidade de treinamento e conhecimento de estatística.

O planejamento de um experimento é uma fase fundamental, pois, se o delineamento estiver incorreto, nenhuma metodologia estatística, por mais sofisticada que seja, poderá, posteriormente, corrigir os dados obtidos.

Pesquisas com erros metodológicas poderão ser analisadas como não éticas, pois utilizam sujeitos de pesquisas, despendem recursos e não alcançam benefícios sociais.

Foi Sir Ronald A. Fisher (1890-1962) que introduziu boa parte do que existe hoje em ciência experimental, resultado de seu trabalho na Estação Experimental de Agricultura de Rothamstead, na Inglaterra (Anders H, 1998).

Dois princípios são básicos em ciência experimental: a repetição e a casualização.

O princípio da casualização é uma das maiores contribuições das ciências exatas à ciência experimental, sendo considerado hoje como o único método com reconhecida validade. As unidades experimentais devem ser designadas aos grupos por processo casual ou aleatório, ou seja, por sorteio.

Estudos cegos e duplamente cegos são conceitos hoje consolidados, mas somente passaram a ser utilizados a partir de uma publicação pioneira, no final da década de 1940 (Menchen D, 2010).

Todo tratamento em fase experimental divide a opinião de especialistas. Para evitar tendenciosidade do pesquisador ao avaliar o estado do paciente ele não deve saber qual tratamento está

Capítulo 4 **25**

sendo utilizado naquele sujeito da pesquisa. Esse tipo de experimento é chamado de "cego". Se, além disso, o paciente avaliado também desconheça para qual grupo foi sorteado, e todas as pessoas envolvidas nas pesquisas não tenham informações a respeito do tratamento de determinado sujeito de pesquisa, esse tipo de experimento é conhecido como "duplo cego".

Esse tipo de experimento é considerado como padrão-ouro, pois permite evitar tendenciosidade tanto na resposta do paciente como na avaliação do pesquisador.

Outro aspecto fundamental é que o pesquisador tenha competência para levantar questões cujas respostas sejam de relevância em relação aos conhecimentos já existentes. Após o delineamento e a condução do experimento, os dados precisam ser coletados, analisados e interpretados.

Na experimentação com seres humanos, é necessário que o pesquisador tenha competência para dispensar cuidados médicos aos pacientes submetidos à experimentação.

Fases da experimentação

Para o estudo de novas drogas, duas fases são obrigatórias: um programa de pesquisas pré-clínica e um protocolo de experimentação clínica.

Com relação à pesquisa pré-clínica, após a síntese de novas drogas, deve-se realizar experimentação em animais, visando ao estudo do metabolismo, da eficácia e, principalmente, da toxicidade potencial da droga.

Todas as novas drogas devem passar por testes de segurança em animais, antes de serem aprovadas para programa de experimentação clínica.

O programa de experimentação clínica (Puchalsky C e Romer AL, 2000) é dividido em quatro fases:

FASE I: *farmacologia clínica*

Nessa fase são utilizados seres humanos para testar a segurança da droga

FASE II: *pesquisa clínica*

Nessa fase são feitos experimentos em pequena escala para determinar a eficiência e a segurança da droga.

FASE III: *experimentos clínicos*

Após demonstrado que a droga tem certa eficiência e não é tóxica, são feitos novos experimentos para comparar a droga em teste com outros tratamentos já conhecidos.

FASE IV: *experimentos clínicos após comercialização*

Nessa fase são levantados dados sobre efeitos colaterais, morbidade e mortalidade, relacionados ao uso da droga.

Experimentação com seres humanos: aspectos éticos

A pesquisa é uma atividade que tende a enobrecer o ser humano, aumentando o conhecimento que temos sobre nós mesmos e do próprio mundo em que vivemos.

A pesquisa com seres humanos é tão antiga quanto a própria Medicina, pela própria essência do homem na busca constante do conhecimento.

Como em toda a atividade humana, a pesquisa contém muitas dimensões éticas.

No século XX a evolução científica e tecnológica apresentou um ritmo vertiginoso, porém trouxe também inúmeras questões e dilemas de natureza ética.

A possibilidade da aplicação indevida dos conhecimentos da ciência, podendo levar até a destruição da humanidade, foi um dos fatores que deram origem ao neologismo proposto por Potter na década de 1970 – Bioética – que tem hoje uma conotação bem mais ampla (Potter VR, 1994).

Quanto às pesquisas com seres humanos, são de estarrecer os números, a diversidade e as circunstâncias em que se cometeram abusos dentro e fora dos campos de concentração, principalmente na China, entre 1930 e 1945, e nos campos de concentração nazistas, durante a Segunda Guerra Mundial.

As pesquisas realizadas por japoneses na China, embora menos conhecidas, são tão bárbaras quanto as praticadas nos campos nazistas. O foco de interesse dos pesquisadores japoneses era a guerra biológica e o desenvolvimento de armas biológicas, usando doenças como antraz, cólera e tifo. A partir da Unidade 371, um centro na China, os japoneses atacaram pelo menos onze cidades com armas biológicas e infestaram uma cidade com pulgas infectadas pela peste bubônica. Essa unidade também era uma prisão onde os prisioneiros foram submetidos a experiências desumanas, com realização de cirurgias experimentais em pessoas vivas – alguns prisioneiros tiveram membros congelados e depois descongelados, utilizando-se diversos métodos; outros tiveram o sangue substituído por sangue de cavalo além de diversos outros experimentos.

Na história de pesquisas antiéticas, as mais conhecidas e divulgadas são aquelas praticadas pelos médicos nazistas nos campos de concentração, na época da Segunda Guerra Mundial. Um dos motivos que contribuíram para a divulgação dessas atrocidades foi o fato de vinte e três dos médicos e cientistas envolvidos serem julgados e condenados pelo Tribunal de Nuremberg, em 1947. As pesquisas mais conhecidas são aquelas em que prisioneiros eram colocados em câmaras de pressão, modificando-se a pressão atmosférica, para estudo dos limites do corpo humano; os estudos do impacto sobre o corpo humano de imersão em água gelada por períodos prolongados; os estudos realizados infectando-se os internos com tifo, malária e outras doenças, para testar drogas e vacinas; a esterilização e a castração, procurando-se métodos eficientes para esterilização em massa; a administração de venenos para estudar seus efeitos letais e os estudos em gêmeos, com as mais bárbaras experiências (McKneally e Daar, 2003).

O tribunal demonstrou em detalhes esses experimentos científicos, considerando-os crimes contra a humanidade dando origem ao Código de Nuremberg.

Apesar da dramaticidade dos fatos, os abusos continuaram, levando a Associação Médica Mundial, sob a liderança da Associação Médica Americana, a elaborar novo documento quanto as diretrizes para pesquisa médica – A Declaração de Helsinque – em 1964.

Esses diplomas éticos não impediram a ocorrência de experimentações médicas abusivas do ponto de vista ético. A literatura médica registra várias pesquisas realizadas após a Segunda Guerra Mundial muito questionáveis do ponto de vista ético, entre as quais podemos destacar os estudos sobre sífilis, em Tukesgee, Alabama; sobre Hepatite, em Willowbrook e sobre rejeição, em New York (Hossne e Vieira, 1987).

O primeiro foi iniciado em 1932 e só foi suspenso em 1972, quando fortemente denunciado por um jornalista do jornal americano Washington Post. Nessa pesquisa, pessoas pobres de cor negra, portadoras de sífilis, foram deixadas sem tratamento para que se estudasse a evolução natural da doença. Observe-se que o estudo continuou, mesmo após a descoberta da cura da doença pela penicilina, na década de 1950.

O estudo de Willowbrook tinha por objetivo conhecer a história natural da hepatite e, posteriormente, o efeito do tratamento com gamaglobulina. Os participantes da pesquisa, crianças da escola estadual de Willowbrook para deficientes mentais, foram deliberadamente inoculadas com o vírus da hepatite.

Capítulo 4

No hospital judeu de doenças crônicas de Nova York, foram implantadas em pacientes com doenças crônicas e também em pessoas saudáveis, células cancerosas, para avaliar o processo de rejeição naquelas consideradas normais e/ou debilitadas,

Duas personalidades ficaram famosas na década de 1960, quando documentaram a prevalência de estudos antiéticos nas pesquisas biomédicas: Henry Beecher, nos EUA, e Maurice Pappworth, na Inglaterra.

Henry Beecher, em 1966, publicou um artigo no New England Journal of Medicine, descrevendo vinte e duas publicações em revistas conceituadas na comunidade científica, demonstrando de forma clara a inadequação ética dos protocolos de pesquisas, em que pese a publicação do Código de Nuremberg e da Declaração de Helsinque. Ele aponta, entre outras inadequações, a ausência em todas as publicações do consentimento por parte dos sujeitos de pesquisas e os graves riscos a que diversos pacientes e pessoas sadias foram submetidos (Beecher, 1966).

Outro artigo publicado por Beecher, no mesmo ano, questionava o pensamento comum entre os pacientes, segundo o qual os médicos sempre fariam o melhor para seu paciente e jamais o submeteriam a procedimentos de risco (Beecher, 1966).

Poppworth, em 1963, na Inglaterra publicou diversos artigos, afirmando que não estava se colocando contra as pesquisas clínicas, mas que era necessário discutir e incorporar na prática, medidas de proteção para os sujeitos de pesquisas. Para ele a maioria dos pesquisadores agia com integridade, mas uma minoria crescente estava desrespeitando postulados éticos e colocando em risco uma atividade essencial para o desenvolvimento da medicina. Inicia uma campanha para que as revistas e periódicos só publicassem pesquisas conduzidas de uma forma ética.

Código de Nuremberg

O Código de Nuremberg historicamente tem importância por ser o primeiro de uma série de textos que passaram a ser elaborados visando a regulamentar eticamente as pesquisas com seres humanos. Os juízes do tribunal de Nuremberg não encontraram disposições éticas e/ou legais, de alcance internacional, que pudessem servir de subsídios para a condenação dos médicos nazistas, autores dos abusos. Por solicitação dos juízes, dois médicos (A.C. Ivy e L. Alexander, ligados às Forças Armadas) elaboraram um documento com dez itens, que passou a ser conhecido como Código de Nuremberg.

Pode-se observar que, a rigor, o documento não é propriamente um código, mas basicamente uma declaração de princípios dirigidos à experimentação médica. Sua importância histórica, porém, é inquestionável por dois motivos: foi o primeiro documento específico para a ética em pesquisas com seres humanos e, sobretudo, porque instituiu a figura do consentimento voluntário.

O Código também previa a necessidade de estudos prévios em laboratórios e animais, a análise de riscos e benefícios da investigação proposta, a liberdade do sujeito de pesquisa em se retirar do projeto e a adequada qualificação científica do pesquisador.

Declaração de Helsinque

O Código de Nuremberg fez com que questões de ética em pesquisas fossem cada vez mais discutidas em eventos e artigos científicos. Os abusos, contudo, continuaram fazendo com que a Associação Médica Mundial, em sua 18ª Assembleia Mundial na Finlândia, discutisse nova regulamentação, que ficou conhecida como Declaração de Helsinque.

Essa versão inicial separou as pesquisas médicas (posteriormente denominadas biomédicas), em pesquisas médicas combinadas com cuidados profissionais (pesquisa clínica com finalidade terapêutica) e pesquisas médicas não terapêuticas (pesquisa biomédica não clínica).

A Declaração de Helsinque incorporou firmemente o referencial da autodeterminação e todas as normas do Código de Nuremberg e instituiu a obrigatoriedade de que toda pesquisa com seres humanos seja ser aprovada por um comitê independente.

Essa primeira versão ficou conhecida como *Declaração de Helsinque I*.

Nos anos seguintes, durante as reuniões da Assembleia Médica Mundial, vários ajustes foram sendo feitos ao documento original; suas bases éticas, porém, continuaram mantendo um arcabouço que sustenta e mantém o prestígio da declaração entre a comunidade científica internacional até hoje.

Os grandes avanços científicos e tecnológicos, ocorridos na década de 1970, trouxeram novos desafios para a experimentação em seres humanos, não só no sentido individual como no sentido da coletividade; além disso, ocorreu simultaneamente um extraordinário desenvolvimento da Bioética, com um grande avanço nas reflexões referentes aos direitos humanos e, principalmente, a consolidação definitiva do princípio da autonomia das pessoas, tanto no campo de pesquisas biomédicas como também na prática médica assistencial, sendo progressivamente incorporado nos códigos de ética médica de diversos países (Hossne, 2002).

A primeira revisão da Declaração ocorreu em Tóquio (Japão), em 1975, na 29ª Assembleia Médica Mundial e ficou conhecida como *Declaração de Helsinque II*.

A terceira revisão ocorreu em Veneza (Itália), em 1983, ficando conhecida como *Declaração de Helsinque III*; a quarta revisão – *Declaração de Helsinque IV* – ocorreu em Hong Kong (China), em 1989; a quinta revisão ocorreu em Somerset West (África do Sul), em 1996, ficando conhecida como *Declaração de Helsinque V*; a sexta ocorreu em Edimburgo (Escócia), em 2000, ficando conhecida como *Declaração de Helsinque VI* e, finalmente, a última revisão ocorreu em Seul (Coreia do Sul), em 2008, ficando conhecida como *Declaração de Helsinque VII*.

A Declaração de Helsinque, desde sua primeira versão, passou a ser um guia para pesquisadores médicos de praticamente todo o mundo.

A análise das sucessivas declarações, evidência progressivo aperfeiçoamento. Todas as modificações ocorreram com amplo debate e reflexões, no sentido de adequar as normas à evolução científica e tecnológica. Entretanto, questões polêmicas em relação às modificações e ajustes da Declaração passaram a fazer parte das discussões nas sessões da Assembleia Médica Mundial, criando um ambiente de desconforto entre os participantes, principalmente após o ano de 1999 (Hansen K, 2013).

Os pontos que têm sofrido intensa pressão para que sejam revistos são aqueles que dizem respeito aos tópicos 19, 29 e 30. O primeiro determina que a pesquisa só se justifica se houver expectativa de que a população envolvida seja beneficiada pelos resultados; o segundo define que a utilização do placebo em grupos-controle somente se justifica quando não houver tratamento eficaz conhecido para o problema em estudo e o terceiro tópico diz respeito ao compromisso segundo o qual, ao final do estudo, todos os participantes devam ter acesso aos melhores métodos diagnósticos e terapêuticos identificados na pesquisa.

A aprovação plena dessas modificações levaria ao estabelecimento do "duplo *standard*", na área de pesquisas com seres humanos.

O verdadeiro interesse em relação às modificações é que, por motivos econômicos, forças poderosas pretendem flexibilizar os referenciais éticos para pesquisas, barateando os ensaios realizados quando a população não tem acesso aos cuidados necessários. Assim poderia se justificar

Capítulo 4

a aplicação de metodologias diferenciadas nos diferentes países, validando duplo padrão de tratamento nas pesquisas clínicas: um para os países ricos e outro para os países pobres.

As modificações em Seul, na última revisão da Declaração de Helsinque não foram aprovadas por unanimidade, inclusive deixando a delegação brasileira de assinar o documento final da Assembleia Médica Mundial, como uma forma de protesto.

Diretrizes Internacionais

Um terceiro documento internacional surgiu na década de 1980, elaborado pelo Conselho Científico de Organizações de Ciências Médicas (CIOMS), que é uma organização internacional não governamental, criada em 1949, ligada à Organização Mundial da Saúde (OMS) e à UNESCO.

O documento intitula-se *Diretrizes Éticas Internacionais para a Pesquisa Biomédica com Seres Humanos*.

A primeira versão foi publicada pelo Ministério da Saúde, em 1985 (Ministério da Saúde, 2000). O documento estabelece vinculação com a Declaração de Helsinque e contém 21 diretrizes seguidas de comentários. Embora tendo alguns problemas de interpretação, o documento se reveste de suma importância (Hossne WS, 2006).

Normas Brasileiras

O primeiro documento brasileiro oficial que procurou regulamentar as normas da pesquisa em saúde foi a Resolução 01 do Conselho Nacional de Saúde, de 13 de junho de 1988 (Ministério da Saúde, 1988). Embora tenha importância histórica por seu pioneirismo, essa resolução não teve o impacto desejado e ficou pouco conhecida pela comunidade científica brasileira. Em 1995 o Conselho Nacional de Saúde decidiu pela revisão da Resolução CSN 01/88 com o objetivo de atualizá-la, diante do grande desenvolvimento científico e do aumento das pesquisas com seres humanos no Brasil. Um Grupo Executivo de Trabalho (GET), integrado por representantes de diversas áreas sociais e profissionais, contando com o apoio de médicos, juristas, teólogos, biólogos, biomédicos, empresários e representantes de usuários, elaborou uma nova resolução do Conselho Nacional de Saúde – CNS 196/96, publicada em 10 de outubro de 1996 (Ministério da Saúde, 1996).

Alguns pontos dessa Resolução merecem destaque:

- a inclusão, no preâmbulo, de disposições legais que dão respaldo à resolução;
- a incorporação dos referenciais bioéticos (não maleficência, beneficência, autonomia, justiça, equidade, sigilo, privacidade);
- a ampla abrangência, aplicando-se as normas a toda e qualquer pesquisa que, individual ou coletivamente, envolva o ser humano, de forma direta ou indireta, em sua totalidade ou partes dele, incluindo o manejo de informações ou materiais;
- a proibição de qualquer forma de remuneração, cabendo, porém, o ressarcimento de despesas e indenização (direito inalienável) ao sujeitos de pesquisas;
- a conceituação de risco como sendo a possibilidade de danos à dimensão física, psíquica, moral, intelectual, social, cultural ou espiritual do ser humano;
- a consideração de que todo procedimento (de qualquer natureza) cuja aceitação não esteja consagrada na literatura, será tido como pesquisa em ser humano;
- o respeito total à dignidade do ser humano e a necessidade de se obter o consentimento livre e esclarecido dos indivíduos-alvo e a proteção a grupos vulneráveis, excluindo-se as possibilidades de dependência, subordinação, coação ou intimação;

- o respeito à vulnerabilidade, sem, porém, exclusão; isto é, preservação do direito de decisão;
- a exigência de condições (recursos humanos e materiais) adequados à execução do projeto;
- a proteção à imagem, a não estigmatização, o direito à privacidade e à confidencialidade nas pesquisas em coletividade, bem como o respeito aos valores culturais;
- a adequação da metodologia científica às exigências básicas nos casos de randomização;
- a necessidade de justificativa para a dispensa de obtenção do consentimento;
- a necessidade de justificativa para o uso do placebo;
- o planejamento das medidas para o acompanhamento, tratamento ou orientação, conforme o caso, nas pesquisas de rastreamento, com a demonstração da preponderância de benefícios sobre os riscos e custos;
- o compromisso de retorno de vantagens para o país, nos casos de pesquisas conduzidas no exterior;
- a utilização de material biológico e dos dados obtidos na pesquisa exclusivamente para finalidade prevista no protocolo;
- a recomendação quanto à participação do pesquisador na fase de delineamento da pesquisa, nos estudos multicêntricos;
- a necessidade de comunicação aos Comitês de Ética, nos casos de descontinuidade do projeto de pesquisa;
- a necessidade de retorno de benefícios à coletividade pesquisada, bem como a obrigatoriedade de acesso dos sujeitos às vantagens da pesquisa;
- a importância e a relevância do consentimento livre e esclarecido, atestada pela presença de um capítulo (Capítulo 4) no corpo da resolução – enfatiza-se a obrigatoriedade de todos os esclarecimentos ao sujeito da pesquisa (em linguagem acessível), resguardando-se o direito à recusa e o direito de ter cópia do termo assinado;
- a inclusão de normas para a pesquisa em pessoas com diagnóstico de morte encefálica e em comunidades culturalmente diferenciadas;
- a obrigatoriedade de análise de riscos e benefícios, cuja relevância mereceu capítulo especial (Capítulo 5);
- a exigência de apresentação do projeto de pesquisa, por parte do pesquisador responsável, contendo, entre outros, os seguintes dados: definições de atribuições, antecedentes científicos, metodologia , análise crítica de riscos e benefícios, duração do projeto, critérios de inclusão e de exclusão dos sujeitos, compromisso de tornar públicos os resultados, previsão de riscos, qualificação do pesquisador, orçamento detalhado;
- a obrigatoriedade de apresentação do projeto ao Comitê de Ética em Pesquisa (CEP) da instituição, para apreciação;
- a característica multidisciplinar da composição do CEP (não mais que a metade dos membros pertencentes à mesma profissão), incluindo , obrigatoriamente, um representante de usuários;
- as atribuições do CEP, prevendo atividade de caráter educativo, consultivo e deliberativo;
- a possibilidade do CEP poder contar com assessoria especializada, *ad hoc*;
- a competência para interromper o projeto de pesquisa , quando julgar indicado;
- a obrigatoriedade de acompanhamento da execução da pesquisa na instituição, mediante relatórios;

Capítulo 4

- a corresponsabilidade do CEP ao aprovar os projetos a ele submetidos;
- a total independência em relação à direção da instituição;
- a criação da Comissão Nacional de Ética em Pesquisa (CONEP), órgão máximo na área, ligado ao Conselho Nacional de Saúde – Ministério da Saúde;
- a responsabilidade da Comissão Nacional na criação (e acompanhamento) de um banco de dados referentes às pesquisas em seres humanos, aprovados pelos CEPs;
- a elaboração, por parte da CONEP, de normas complementares nas áreas temáticas: reprodução humana, genética humana, pesquisas indígenas, pesquisas que envolvam questões de biossegurança, pesquisas conduzidas do exterior, pesquisas com novos equipamentos.;
- a responsabilidade da CONEP em instaurar sindicâncias e interromper pesquisas em andamento, se necessário;
- a composição da CONEP, constituída por treze membros titulares e respectivos suplentes, escolhidos pelo Conselho Nacional de Saúde dentre os nomes indicados pelos CEPs.

O professor Hossne, presidente da CONEP por mais de uma década, define a resolução da seguinte maneira: *"a resolução não é cartorial, estatutária ou código. Ela é um instrumento que obriga a análise bioética dos projetos de pesquisas. Sem ser lei, tem força legal, sem ser coercitiva, é consistente para flexibilizar com responsabilidade* (Hossne WS, 2009).

A história de pesquisas com seres humanos no Brasil pode ser dividida entre antes e depois da Resolução CNS 196/96. Houve enorme impacto na qualidade e no controle ético das pesquisas realizadas em seres humanos no Brasil, com reconhecimento internacional.

As resoluções consequentes à resolução CNS 196/96 foram publicadas para normatizar áreas temáticas especiais, cumprindo assim o seu princípio de descentralização progressiva.

A legislação brasileira na área da ética em pesquisas com seres humanos é considerada hoje como uma das mais avançadas do mundo.

Referências bibliográficas

1. Marques Filho J. Pesquisas envolvendo seres humanos – *In:* Jorge-Filho I- Cirurgia Geral: Pré e Pós-Operatório- 2ª Ed.-p.871-879. Cap.85 - Editora Atheneu – São Paulo-Rio de janeiro – Belo Horizonte,2012. Marques Filho J. Ética em pesquisa: dez anos da resolução CNS 196/96. Editorial. Rev Bras Reumatol 47: 2-3, 2007.
2. Anders H. A History of Mathematical Statistics.Nova York: Wiley, 1998.
3. Menchen D. *Folha de S. Paulo*. 26 de novembro de 2010.
4. Puchalsky C e Romer AL. Taking a Spiritual History Allows Clinicians to Understand patients more fully. J. Palliat med. 2000; 3(1) 129-37.
5. Potter VR. Science, Religion Must Share Quest for Global Survival. The scientist. 1994 may; 8(10):12.
6. McKneally MF e Daar AS. Introducing new technologies: protecting subjects of surgical innovation and research. World J Surg. 2003 Aug;27(8):930-4.
7. Hossne WS e Vieira S. Experimentação com seres humanos. São Paulo: Editora Moderna, 1987.
8. Beecher WS. Ethics and clinical research. N Engl J Med 247: 1340-60, 1966.
9. Beecher WS. Consent in clinical experimentation: mith na reality. JAMA 195: 34-35, 1966.
10. Hossne WS, Vieira S. Experimentação com seres humanos: aspectos éticos. In: Segre M, Cohen C. São Paulo: Edusp, 2002.
11. Hansen K. "Amplified Greenhouse Effect Shifts North's Growing Seasons". *NASA Headquarters Press Release*, 10/03/2013.
12. Ministério da Saúde. Normas para pesquisa envolvendo seres humanos. Conselho Nacional de Saúde, Brasília, 2000.
13. Ministério da Saúde, Conselho Nacional de Saúde – Resolução nº1 de 13 de junho de 1988. Diário Oficial da União – Brasília, 1988.
14. Ministério da Saúde. Conselho Nacional de Saúde – Resolução nº 196 de 10 de outubro de 1996. Diário Oficial da União – Brasília, 1996.
15. Hossne WS. Revista Bioethikos – Centro Universitário São Camilo – 2009; 3(2): 211-216.

Capítulo 5

Breve História das Infecções e dos Antibioéticos

Isac Jorge Filho

A história das infecções perde-se na escuridão dos tempos. Papiros, como o de Ebers e o de Edwin Smith, decifrados de inscrições feitas até 3.000 anos antes de Cristo, já relatavam tratamentos de feridas infectadas, realizados pelos egípcios. A ignorância quanto à origem das infecções e epidemias levava a "tratamentos" estranhos, sempre relacionados com a ideia de que a doença era causada por maus espíritos ou como castigo divino. Isso explica, por exemplo, a utilização de excrementos animais, e mesmo humanos, como recursos terapêuticos que buscavam, em última análise, "expulsar os demônios causadores da doença". Esse pensamento se relaciona com a existência das "farmácias de sujeiras" que começaram no antigo Egito, continuaram com grande prestígio na Idade Média e, para alguns tratamentos, atravessaram o século XIX, chegando ao início do século XX. Enquanto isso, epidemias de infecções dizimavam populações e as feridas contaminadas eram quase sinônimos de morte. A Bíblia Sagrada, no livro de Samuel, do Antigo Testamento, relata dramaticamente a epidemia de peste bubônica que dizimou a população da cidade filisteia de Asdod e matou mais de 50.000 pessoas em Bet-Chemech, apesar de terem destruído com fogo os veículos de transporte e animais que vieram de Asdod. O uso do fogo era muito comum, já que se entendia que o ar carregava os demônios, ou o que fosse responsável pelas epidemias. Foram séculos e séculos de horror e morte por doenças infecciosas. A falta de conhecimentos fazia com que mudasse muito pouco o que os antigos médicos egípcios prescreviam para feridas infectadas: carne fresca, misturas à base de mel, soluções de sais de cobre e vários tipos de "misteriosas" ervas (Jorge-Filho, 2001). **É interessante o uso de favos de mel pelos antigos egípcios, já que hoje se sabe que eles contêm uma substância, a** *inibina*, produzida pelas glândulas salivares das abelhas, que apresenta atividade antimicrobiana (CRAIG CP, 1986). Os astecas obtinham resultados excepcionais em relação às feridas e cirurgias superficiais porque tinham o hábito da limpeza local das mesmas. A índole guerreira deste povo talvez tenha facilitado essa percepção em função dos ferimentos bélicos. E este aspecto foi publicamente reconhecido por Hernan Cortez, que, ao ser ferido nas mãos durante a conquista do México, preferiu ser cuidados pelos "médicos" astecas do que por aqueles trazidos da Europa na sua companhia (de Paula, 1995). A preocupação com as feridas estiveram sempre presentes, em função, principalmente, dos ferimentos de guerra. Hipócrates, que viveu de 460 a.C. a 370 a.C., recomendava a seus discípulos, na ilha de Cós, que se lavassem as feridas com água fervida e vinho, trabalhando com mãos limpas. Galeno (131-201 a.C.) preconizava que as feridas fossem lavadas com vinho, suturadas com linho e cobertas com ataduras (Gonçalves, 2009). A partir daí pouco se evoluiu, sendo os tratamentos cirúrgicos evitados ao máximo, pois os resultados eram desoladores, uma vez que, quando o paciente não morria por hemorragia intraoperatória, acabava, na maior parte

Capítulo 5

das vezes, morrendo por infecção. A situação perdurou até que, a partir da segunda metade do século XIX, o aprimoramento da anestesia e a compreensão das causas de infecção abriram caminho para o grande desenvolvimento da Cirurgia.

A descoberta dos antibióticos – uma aventura feita de acasos, preconceitos e sensibilidade científica (Jorge-Filho, 2002).

Em setembro de 1928 o médico Alexander Fleming se preparava para sair de férias. Ao arrumar suas coisas no Departamento de Vacinação do Hospital Saint Mary deixou uma bandeja com placas de cultura de ágar-ágar onde havia inoculado estafilococos. Se não estivesse saindo de férias colocaria a bandeja na incubadora, para que a multiplicação das bactérias fosse rápida, mas como estava saindo por duas semanas deixou-a à temperatura ambiente. Em sua volta observou que os estafilococos ocupavam toda a superfície da placa de cultura, exceto relevante área ao redor de uma região mofada. Fleming já estava envolvido em pesquisas a respeito do combate às bactérias patogênicas. Em 1922, trabalhando gripado, percebeu que uma gota que pingou de sua mucosa nasal em uma placa de cultura levou à inibição do crescimento de colônias de bactérias. Chamou de lisozima este antisséptico natural, mas acabou se decepcionando com a ação prática da substância descoberta. Agora, estava diante de outro tipo de agente inibidor, já que entendia que alguma coisa produzida no mofo impedia o crescimento bacteriano. O achado foi casual, mas encontrou em Fleming, sensibilidade científica para se aprofundar no estudo do fenômeno, demonstrando que Louis Pasteur estava certo ao dizer que *"no campo da experimentação o acaso favorece a mente preparada"*. Fleming concluiu que, realmente, aquele mofo verde-amarelado, constituído de colônias de *Penicillium*, impedia o crescimento dos estafilococos e que essa propriedade era decorrente da ação de uma substância produzida nessas colônias. Chamou-a de penicilina. Estava descoberto o primeiro antibiótico.

Esta história, amplamente conhecida, esconde, no entanto, muitos aspectos interessantes envolvendo componentes especiais como acasos, preconceitos e sensibilidade científica.

É importante observar que mais de meio século antes, em 1875, John Tyndall havia feito a mesma observação de Fleming: a de que o crescimento de certo tipo de mofo impedia o aumento de colônias de bactérias. A esse achado não deu importância maior, já que seu foco de interesse científico era outro e a relação entre as bactérias e as doenças somente seria demonstrada, por Robert Koch, sete anos depois (Thorwald, 2002).

A marcha da história, no entanto, apontava para Fleming. Como dizem os árabes, estava escrito (*maktub*) que seria ele o descobridor do primeiro antibiótico. Só assim, se entende que tantos acasos tenham-se somado naquele setembro. É realmente impressionante o conjunto de fatores casuais que propiciaram a descoberta, muito bem descritos por Meyer Friedman e Gerald W. Friedland em seu livro *"As dez maiores descobertas da Medicina"*, traduzido por José Rubens Siqueira, com revisão técnica de Drauzio Varella (Meyer F e Friedland GW, 2000). Entre tais fatores, destacamos:

- Hoje se sabe que poucas espécies de *Penicillium* produzem substâncias antibióticas. O *Penicillium notatum* do experimento de Fleming é um deles. Por uma incrível coincidência, no pavimento logo abaixo do laboratório de Fleming um especialista em bolores estava trabalhando com essa espécie de fungo, cultivando-a amplamente. Se fosse outro, o tipo de bolor cultivado por aquele especialista, ou se o laboratório de bolores não ficasse exatamente abaixo, os esporos não chegariam em grande quantidade ao laboratório de Fleming contaminando suas placas de cultura de estafilococos.
- O estafilococo é uma bactéria sensível à ação da penicilina, muitas outras bactérias não são e se tivessem sido utilizadas a descoberta não ocorreria.

- Foi uma coincidência feliz que os esporos do fungo tenham caído no material de cultura exatamente no momento em que Fleming semeava as bactérias. Se tivessem ali chegado horas depois, quando as bactérias já estivessem proliferando, não haveria crescimento das colônias de fungo.

- Outro acaso foi o fato de que a bandeja foi deixada fora da incubadora. À temperatura da incubadora o *Penicillium* não prolifera.

- É quase incrível que a temperatura ambiente em Londres, que nos dias anteriores era praticamente igual à da incubadora, e, portanto incompatível com o crescimento do fungo, tenha caído exatamente no dia da semeadura e permanecido baixa, permitindo o crescimento do *Penicillium*.

É provável que Fleming não tenha avaliado a extensão e a importância de sua descoberta, tanto que nunca considerou a possibilidade de usar a penicilina para tratar infecções sistêmicas, incluindo a sífilis. Logo ele, que era considerado o mais competente médico inglês no tratamento dessa doença, tendo feito fortuna tratando sifilíticos. Para esse aparente descaso devem ter se somado vários preconceitos, principalmente o de que uma infecção sistêmica não poderia ser curada através da ingestão ou da injeção de uma droga. Coube a Florey e Chain, da Universidade de Oxford, dar continuidade aos estudos de Fleming, permitindo, por meio da concentração, purificação e produção de grandes quantidades de penicilina, que milhões de pacientes com doenças infecciosas fossem curados.

Depois da penicilina muitos outros antibióticos foram extraídos de microrganismos, trazendo claros benefícios no tratamento de doenças infecciosas. Mas, com pelo menos um desses antibióticos a história chegou a ser irônica: foi quando, em 1948, Benjamin Duggar apresentou um novo medicamento para o tracoma e outras infecções. Esse medicamento, a aureomicina, era obtido de bactérias encontradas em um tipo particular de terra, principalmente nas proximidades de cemitérios. Isso dava certo sentido às "farmácias de sujeiras" dos antigos egípcios. Com o espírito agora alertado consegue-se entender o relativo sucesso de algumas receitas reveladas nos papiros egípcios. É o caso do "Lodo da cerveja" ou do "Pão em estado de apodrecimento", citadas no Papiro de Ebers como tratamento para algumas infecções, como a furunculose. A ideia era "expulsar os demônios causadores da doença", mas é provável que o efeito positivo se devesse à ação de antibióticos produzidos por micro-organismos contidos na terra, nos excrementos ou no pão em decomposição.

De qualquer forma, os antibióticos determinaram uma verdadeira revolução na antiga luta entre o homem e as bactérias patogênicas. Hoje contamos com essas armas potentes, mas a guerra está longe de terminar. Por meio de mutações e outros recursos biológicos, esses microscópicos adversários tem renascido das cinzas, mantendo a luta. Mas, essa já é outra história.

Referências bibliográficas

1. Craig CP. Preparation of the skin for surgery. Infection Control 1986; 7:257-8.
2. de Paula RA. Cuidados com a região a ser operada. In: Jorge-Filho I, Andrade JI, Ziliotto Júnior A. Cirurgia Geral: Pré e Pós-Operatório. São Paulo: Atheneu; 1995; p.42-44.
3. Gonçalves R, Rivaben JH. Assepsia e Antissepsia. In:Saad Júnior R, Maia AM, Salles RARV, editores. Tratado de Cirurgia do CBC. São Paulo: Editora Atheneu; 2009; p.181-196.
4. Jorge-Filho I. A descoberta dos antibióticos. Revista Ser Médico out/nov/dez 2001; Conselho Regional de Medicina do Estado de São Paulo. 17:37-39.
5. Jorge-Filho I. A descoberta dos antibióticos. In Jorge-Filho I - Cirurgia Geral: Pré e **pós-operatório - Segunda Edição- Editora Atheneu.**
6. Jorge-Filho I "saúdebioeticaecidadania.isac".http://isacjorgeblogspot.com.br em 17 junho 2015.
7. Thorwald J. O Século dos Cirurgiões. São Paulo: Hemus, 2002.
8. Meyer F e Friedland GW. *"As dez maiores descobertas da Medicina"*, traduzido por José Rubens Siqueira, com revisão técnica de Drauzio Varella. Companhia das Letras, 2000.

Capítulo 5

36

Capítulo 6

CRISPR-Cas9: Reflexões Bioéticas sobre Manipulação de Genes

Marta Rodrigues Maffeis Moreira ··································

Introdução

O descobrimento do sistema CRISPR-Cas9 como um método especial de edição genética abriu um vasto campo de reflexão sobre os aspectos éticos, jurídicos e políticos dessa nova tecnologia. O presente capítulo pretende trazer algumas considerações a respeito, observando, de um lado, a potencialidade do CRISPR-Cas9 na melhora da saúde e, de outro, alguns problemas éticos que dele podem advir. A questão central será a análise dessa nova tecnologia e seus problemas na aplicação da linha germinal humana, considerando a posição atual da comunidade científica.

Para tanto, parte-se de um breve desenvolvimento da engenharia genética, também chamada edição genética, para, em seguida, tecer considerações sobre os principais aspectos concernentes ao CRISPR-Cas9, suas perspectivas para o melhoramento da saúde humana em paralelo com os riscos trazidos pela técnica, observando as questões éticas envolvidas no tema.

Breve desenvolvimento da engenharia genética

Genética é um termo que deriva do grego *genesis*, que significa origem. Trata-se do ramo da biologia que se ocupa dos genes, da hereditariedade e da transmissão das características biológicas de geração para geração (Robinson, 2005).

Em 1866, Gregor Mendel descreveu os padrões de hereditariedade de algumas características em ervilhas, trabalho este que, apesar das críticas sofridas, determinou a fundação da genética. A partir de então esse ramo da ciência tem evoluído extraordinariamente (Linden, 2010).

Coube a Mendel definir o conceito de alelo, ao qual fazia referência como sendo a unidade fundamental da hereditariedade (Willet, 2006).[1]

Entretanto, Mendel não conhecia a natureza física dos genes. Apenas em 1953 James D. Watson e Francis Crick publicaram um trabalho, que lhes rendeu o prêmio Nobel de Medicina em 1962, no qual demonstraram que a base física da informação genética eram os ácidos nucleicos, especificamente o DNA, embora alguns vírus possuíssem genomas de RNA (Hart, 1998). Referidos cientistas descreveram pela primeira vez que a estrutura do DNA é de uma dupla hélice, o que é muito significativo, pois a natureza dupla possibilita o DNA replicar-se e a hélice

---

1 Observa o autor que Mendel utilizava o termo "alelo" com a ideia de "gene", enquanto nos dias atuais alelo significa uma variante de um gene.

entrelaçada mostra-se mais forte para que não se desfaça em comparação com cadeias paralelas (Regateiro, 2007).

A descoberta de Watson e Crick despertou a especulação na utilização de vírus para transferir genes a seres humanos doentes e possibilitar a cura de doenças genéticas (Friedmann, 1997). As tentativas nesse sentido demonstraram ser possível tanto que genes de certos vírus pudessem fazer efeito, como que genes humanos sadios pudessem ser inseridos em vírus para que estes os transportassem ao paciente. Porém, foi somente na década de 1970, que Paul Berg conseguiu manipular uma molécula de DNA, criando a tecnologia do DNA recombinante (Jackson DA, 1972).

A possibilidade de mudar a estrutura do DNA com o surgimento da então chamada engenharia genética trouxe diversas novas questões.

Foi assim que um grupo de cientistas de um comitê da Academia Nacional de Ciências dos Estados Unidos liderado por Paul Berg e David Baltimore propôs uma moratória voluntária sobre a pesquisa nessa nova área (Berg PI, 1974).

Em fevereiro de 1975 foi realizada a Conferência Internacional sobre Moléculas de DNA Recombinante na cidade de Asilomar, Califórnia, que contou com a participação de 140 cientistas (principalmente biólogos, médicos e advogados) e 16 jornalistas. Além disso, a Conferência foi uma oportunidade de levar a pesquisa científica ao domínio público (Berg P, 1981).

Essa conferência foi um marco na história, pois além de possibilitar a autorreflexão dos próprios cientistas, ela fundamentou o documento Asilomar, que é um precursor no princípio da precaução, que se originou no pensamento de Albert Schweitzer e foi utilizado pela primeira vez nos anos 80 (Raffensperger C, 1999). Segundo uma concepção defendida, o princípio da precaução estipula que qualquer risco de dano grave ou irreversível requer a adoção de medidas para evitar sua ocorrência (Goldim, 2015).

Durante os anos 90 e início do século XXI continuaram os estudos para se alcançar o completo sequenciamento do genoma humano. Paralelamente ocorriam avanços consideráveis nas tecnologias que permitiam uma edição genética precisa e integral, aprimorando a tecnologia promovida pelo DNA recombinante, já considerada rudimentar (Capella, 2016).

Para tanto começaram a ser usadas tecnologias de edição de genomas baseadas em nucleases artificiais, nucleases com dedos de zinco e as TALEN (*Transcriptionactivator-likeeffector nucleasse*). Esses métodos pareciam tão qualificados que a revista Nature (2012) os qualificou como o método do ano em 2011.

Esse artigo não fez qualquer referência ao método CRISPR (*clusteredregularlyinterspaced short palindromicrepeats*), pois, muito embora há alguns anos já se conhecesse a existência dessa sequência de DNA e algumas de suas propriedades, sua capacidade como tecnologia de edição genética era totalmente desconhecida (Capella, 2016).

Foi assim que no ano de 2012, Jennifer Doudna e Emmanuelle Charpentier provocaram uma revolução na biologia molecular ao desvendar o sistema CRISPR/Cas9. Seu trabalho científico foi publicado em junho de 2012 e descreve um mecanismo pelo qual a enzima Cas9 pode clivar qualquer segmento de DNA, guiada por uma curta molécula de RNA complementar à sequência, cuja alteração se almeja (Perkel, 2015).

O funcionamento de CRISPR-Cas9

Capella (2016) ensina de forma simples o funcionamento do CRISPR-Cas9.

CRISPR é uma região de DNA de algumas bactérias que tem a capacidade de reconhecer vírus invasores e atuar como sistema imunológico. Nesse caso, essa sequência de DNA produz uma enzima especial que secciona o vírus e utiliza esses fragmentos para imunizar a bactéria frente a tais vírus.

Baseado nesse sistema, CRISPR-Cas9 é formado por dois componentes básicos. Cas9 é uma enzima que atua como um "bisturi genético" que corta e pega desde bases de nucleotídeos até fragmentos de DNA com extrema precisão. CRISPR é uma molécula de RNA que atua como transmissora de informação biológica dentro do genoma, servindo de guia para o "bisturi genético", levando-o exatamente até a base de DNA que deve ser cortada.

Specter (2016) pontua que os cientistas, ao observarem como a natureza convertia essas moléculas em guias, logo perceberam que poderiam produzir versões sintéticas de RNA guia, que seriam programadas para atingirem qualquer tipo de célula, bastando posicionar a enzima Cas9 frente à sequência de DNA que se pretendia cortar. Dessa forma, o sistema CRISPR-Cas9 estava pronto para sua grande missão: cortar sequências de DNA e substituí-las por outras.

Muito embora essa tecnologia de edição genética já fosse permitida há muitos anos, o que faz do sistema CRISPR/Cas9 especial é o fato de ser muito mais acessível e fácil de implementar. As outras tecnologias de edição de genomas mencionadas, baseadas em nucleases como as nucleases de dedo de zinco e TALEN, mostram-se muito mais complexas, com domínios de reconhecimento baseados em proteínas. Quanto ao sistema CRISPR/Cas9, entretanto, basta a conjugação de dois elementos, quais sejam, a enzima Cas9, que é amplamente disponível, e um RNA que sirva de guia apropriado para a segmentação. Isso significa que qualquer pessoa com conhecimentos básicos em biologia molecular pode usar CRISPR para edição do genoma (Perkel, 2015).

Esse avanço tecnológico demonstra que experimentos que antes poderiam levar uma década com a colaboração de vários grupos de cientistas, podem agora ser feitos em tempo reduzido (em alguns meses) com uma pessoa apenas (Soecter, 2016). Aponta-se, ainda, outra descoberta pelo cientista chinês Zhang em 2015, ou seja, da enzina Cpf1, também presente em algumas bactérias, enzima essa que é menor e possui mais facilidade de transporte, o que a torna ainda mais eficiente que a Cas9 (Zhang, 2015).

Quo vadis?

O impulso tomado pela engenharia genética com tal descoberta é estrondoso. E na mesma proporção, preocupante. A questão que se apresenta é delicada, pois se de um lado tal tecnologia apresenta o desafio de pesquisas para cura de doenças genéticas severas, de outro, abre o espectro para ser usada para qualquer propósito, que não apenas o terapêutico.

Segundo o geneticista George Church da Universidade de Harvard, que estuda CRISPR:

> *"We've created CRISPR technologies that are easy enough that people can impulsively do experiments that could have consequences – at a minimum, public relations consequences"* (Perkel, 2015).[2]

Como tal oportunidade oferece grandes riscos para a saúde humana e o bem-estar, cientistas de todo o mundo têm se reunido para discutir o uso da tecnologia CRISPR-Cas9.

Em janeiro de 2015, um grupo de interessados se reuniu em Napa, Califórnia, para discutir as implicações científicas, médicas, legais e éticas dessas novas perspectivas para a biologia do genoma. O objetivo era iniciar uma discussão baseada em informações científicas sobre os usos

---

2 "Nós criamos tecnologias CRISPR que são fáceis o suficiente para que as pessoas possam impulsivamente fazer experiências que possam ter consequências – no mínimo, consequências de relações públicas". Tradução livre.

Capítulo 6　39

da tecnologia CRISPR-Cas9 de engenharia do genoma e identificar em quais áreas seu uso será considerado essencial para futuros desenvolvimentos (Baltimore D, 2015).[3]

Além desse encontro, no período de 1 a 3 de dezembro de 2015, organizou-se uma cúpula em Washington por iniciativa das Academias de Ciência e Medicina dos Estados Unidos, da Royal Society do Reino Unido e da Academia chinesa de Ciências. Diferentemente de Asilomar, essa cúpula atuou como uma reunião aberta, que reuniu cerca de 500 pessoas, dentre elas muitos cientistas (biólogos e especialistas em ética), diversos representantes de várias instituições, um forte contingente de jornalistas e membros de empresas de biotecnologia, além de cerca de três mil pessoas que participaram online (Jordan, 2016).

A cúpula de Washington considerou com profundidade as várias questões levantadas pela perspectiva de edição do genoma por meio do sistema CRISPR-Cas9. Trata-se de questões técnicas, científicas, sociais e éticas. O maior tema de especulação e debate é a possibilidade do uso da tecnologia para intervir na linha germinal humana, de modo que se altere o DNA não apenas da pessoa interessada, mas a sequência genética de suas futuras gerações (Jordan, 2016).

Em geral, a aceitação pública da terapia genética humana baseia-se na garantia de que a alteração genética em seres humanos se restrinja à terapêutica para doenças genéticas e não para o aperfeiçoamento da pessoa. Além disso, espera-se que essa terapia atinja apenas células somáticas incapazes de transmitir alterações genéticas a futuras gerações de seres humanos (Flotte, 2015).

Em alguns casos em que se concluiu que os protocolos de terapia genética sistêmica apresentavam um risco muito pequeno de transmissão inadvertida da linha germinal, os estudos de terapia genética foram autorizados a prosseguir (Manno CS, 2000). Essas decisões basearam-se, ao menos em parte, na baixa eficiência de alteração da linha germinal com vetores virais (Flotte, 2015).

Entretanto, uma recente publicação de Liang e outros cientistas demonstrou que a edição de genes de alta frequência é viável em embriões humanos por meio do sistema CRISPR-Cas9. O desempenho real e a publicação dessas experiências criou uma grande controvérsia (Liang P, 2015).

Os cientistas chineses expuseram que sua abordagem relacionava-se à terapia para β-talassemia, uma doença genética importante no mundo todo. Porém, seu relatório indica importantes limitações de segurança e eficácia de CRISPR-Cas9, como, por exemplo, alterações fora do alvo em outros locais genômicos. Essa frequência de impactos fora do alvo levanta a forte possibilidade de que a versão atual da tecnologia CRISPR-Cas9 pode causar defeitos genéticos não intencionais em embriões humanos, sendo que nem todos poderão ser facilmente detectáveis antes da implantação (Liang P, 2015).

Esses achados científicos dão a conclusão clara de que a segurança e eficácia de CRIPR-Cas9 atualmente não é suficiente para justificar a intervenção terapêutica com embriões humanos viáveis (Flotte, 2015).

Diante desse panorama pode-se dizer que a tecnologia CRISPR-Cas9 está fazendo surgir uma nova etapa na história do domínio do ser humano sobre a vida. Não há dúvida de que a edição genética pode contribuir e muito para melhorar a vida e a saúde das pessoas de forma significativa. Entretanto, também há que se considerar que a utilização da técnica pode se dar para outros fins menos éticos e benéficos para a humanidade, considerando, inclusive, efeitos irreversíveis e não desejados que podem se mostrar desastrosos (Capella, 2016).

Ainda, fala-se no temor de produção de seres humanos geneticamente modificados em decorrência do sistema CRISPR-Cas9. Esses temores e expectativas com o uso dessa nova tecnologia

---

3 IGI ForumonBioethics, Napa, Califórnia; Esta reunião foi patrocinada pela Iniciativa de Genômica Inovadora na Universidade da Califórnia, Berkeley; São Francisco. Todos os autores, com exceção do GC e MJ, participaram da reunião.

abrem um campo vasto de intervenção sobre a vida e, ao mesmo tempo, impõe uma grande responsabilidade sobre os ombros daqueles que a podem manipular (Wolfe, 2016).

Louvável, portanto, a declaração final emanada pelos doze membros do comitê de organização da cúpula de Washington, em sua última sessão, pois demonstrou cautela e responsabilidade na aplicação do sistema CRISPR-Cas9:[4]

- As pesquisas intensivas básicas e pré-clínicas devem ser encorajadas, pois possibilitam regras legais e éticas apropriadas sobre (*i*) tecnologias para edição genética em células humanas, (*ii*) benefícios e riscos potenciais de usos clínicos propostos e (*iii*) conhecimento da biologia de embriões humanos e células germinativas. Se, no processo de pesquisas, embriões humanos ou células germinativas sofrerem edição genética, essas células não deverão ser utilizadas para desenvolver uma gravidez;

- Uso clínico: somático. Diversos usos de edição genética são direcionados para alterar sequências genéticas apenas em células somáticas, isto é, células cujos genomas não são transmitidos para a geração futura. São exemplos a edição genética para anemia em células sanguíneas ou para aprimorar a capacidade de células imunológicas contra o câncer. Existe a necessidade de compreender os riscos e os potenciais benefícios de cada modificação genética sugerida. Como os usos clínicos pretendem atingir apenas a pessoa envolvida, eles podem ser avaliados sopesando os potenciais riscos e benefícios quando se aprovam as respectivas terapias clínicas.

- Uso clínico: linha germinativa. Edição genética também pode ser usada, em princípio, para fazer alterações genéticas em gametas ou embriões, o que será transmitido pela criança resultante desse processo para as futuras gerações. Exemplos que têm sido propostos vão desde a contenção da transmissibilidade de doenças genéticas sérias até o melhoramento (*enhancement*) de capacidades humanas.

A edição da linha germinativa apresenta muitos aspectos importantes, tais como: (*i*) o risco de uma edição imprecisa (*off-targetmutations*) e edição incompleta de células no estágio embrionário precoce; (*ii*) a dificuldade de prognóstico dos efeitos que a mudança genética pode causar na população humana, incluindo interações com outras variáveis genéticas e com o meio ambiente; (*iii*) a obrigação de considerar implicações tanto para o indivíduo como para as futuras gerações que carregarão aquelas alterações genéticas; (*iv*) o fato de que, uma vez introduzida na população humana, alterações genéticas dificilmente seriam reversíveis e não se limitariam a uma única comunidade ou a um único país; (*v*) a possibilidade de que melhoramentos genéticos permanentes poderiam produzir iniquidades sociais exacerbadas, além de poderem ser usados coercitivamente; e (*vi*) considerações éticas e morais no uso dessa tecnologia.

A comissão organizadora da cúpula de Washington afirmou que será irresponsável aquele que proceder com modificações germinais desde e até que todas as questões de segurança estejam decididas, e enquanto não houver um amplo consenso social sobre a pertinência da aplicação proposta. Ademais, ponderou que as condições ainda não estão presentes na atualidade, mas que a questão deverá ser revisada regularmente em função da evolução científica e social.

Observa Jordan (2016) que a cúpula assumiu uma posição aberta, na medida em que o comitê pontuou que "será considerado irresponsável" ao invés de dizer que "será proibido". Ademais, observa a autora, conforme conclusão do comitê, que o fato de hoje não existir um consenso social sobre a pertinência de aplicação do sistema CRISPR-Cas9 sobre a linha germinal, esse cenário poderá se modificar no futuro.

---

4 International Summit on Human Gene Editing.A Global Discussion. https://www.nap.edu/catalog/21913/international-summit-on-human-gene-editing-a-global-discussion, acessado em 04/07/2017.

Capítulo 6 **41**

Por fim, a quarta e última conclusão:

- Necessidade de organizar um fórum internacional em continuidade. Enquanto cada nação possui jurisdição para regulamentar suas atividades, o genoma humano é compartilhado por todas as nações. A comunidade internacional deveria lutar para estabelecer normas considerando usos aceitáveis de edição da linha germinal para harmonizar suas regulamentações, com o fim de desencorajar atividades inaceitáveis que interfiram na saúde humana e seu bem-estar.

Conclusões

Parece não haver dúvidas de que o sistema CRISPR-Cas9 será incorporado paulatinamente como uma das tecnologias de edição do genoma humano, se é que já não o foi. A questão atinente aos aspectos de segurança no uso da técnica provavelmente será resolvida, uma vez que o progresso da ciência caminha de forma cada vez mais veloz.

Entretanto, questões éticas serão sempre perquiridas. Até que ponto deve o ser humano interferir no genoma alterando-o de forma definitiva? Essa questão normalmente é respondida com mais tranquilidade quando se pensa nas graves doenças transmitidas geneticamente e que poderiam ser curadas, evitando, assim, sofrimento e angústia a tantas pessoas que padecem desse mal. Apresenta-se, então, a questão de saber quais doenças estariam inseridas no rol dentre aquelas que poderiam ser tratadas pela edição genética.

De outro lado, tantas outras situações que não se reportam a essas doenças serão duvidosas. A medicina demonstra a corrida das pessoas em busca de tratamentos cada vez mais prodigiosos para melhoramento de sua saúde. Fala-se até mesmo em um aperfeiçoamento da pessoa, que, por métodos científicos pode aperfeiçoar cada vez mais sua performance. Será que a tecnologia CRISPR-Cas9, mostrando-se tão eficiente, não será utilizada também para esse fim e, com isso, contribuir para a produção de seres humanos geneticamente modificados, supervalorizando alguns aspectos e desprestigiando outros?

Espera-se da comunidade internacional uma resposta cuidadosa e responsável sobre esses aspectos, pois a história já deu lições das consequências desastrosas que a manipulação genética pode causar.

Essas são apenas algumas breves reflexões sobre esse tema tão intrigante quanto importante para a humanidade na atualidade.

Referências bibliográficas

1. D Baltimore, Paul B, Michel B, Dana C, Charo RA, Church G et al. A prudent path forward for genomic engineering and germline gene modification. In:U. S. National Library of Medicine National Institutes of Health. DOI: 10.1126/science.aab1028Science. 2015 Apr 3; 348(6230): 36–38, acessado em 26/05/2017.
2. Berg PI, Baltimore D, Boyer HW, Cohen SN, Davis RW, Hogness DS et al. Potential biohazards of recombinant DNA molecules. Science. 1974;185:303. DOI: 10.1126/science.185.4148.303, acessado em 03/07/2017.
3. Berg P, Baltimore D, Brenner S, Roblin RO, Singer MF. Summary statement of the Asilomar conference on recombinant DNA molecules. ProcNatlAcadSci USA. 1975;72:1981–1984. DOI: 10.1073/pnas.72.6.1981, acessado em 03/07/2017.
4. Capella, Vicente Bellver. La Revolutión de laedición genética mediante CRISPR-Cas9 y los desafios éticos y regulatórios que comporta. *In Cuadernos de Bioética* XXVII 2016/2ª, pp. 224-225.
5. Flotte, Terence R. Therapeutic Germ Line Alteration: Has CRISPR/Cas9 Technology Forced the Question? Hum Gene Ther. 2015 May 1; 26(5): 245–246., DOI: 10.1089/hum.2015.28999.tfl, acessadoem 03/07/2017.
6. Friedmann, T. Stanfield Rogers. The road toward human gene therapy – a 25 year perspective.Ann Med., v. 29 n. 6, pp. 575-577, 1997.
7. Goldim JR. Genetics and ethic: a possible and necessary dialogue. J Community Genet. 2015 Jul; 6(3): 193–196. Published online 2015 Jun 3. DOI: 10.1007/s12687-015-0232-6, acessadoem 26/05/2017.

8. Hart DL, Jones EW. *Genetics. Principles and Analysis*, 4ª ed., Massahusetts: Jones and Barlett Publishers, 1998, pp. 177-182.

9. International Summit on Human Gene Editing. A Global Discussion.https://www.nap.edu/catalog/21913/international-summit-on-human-gene-editing-a-global-discussion, acessado em 26/05/2017.

10. Jackson DA, Symons RH, Berg P. Biochemical method for inserting new genetic information into DNA of Simian Virus 40: circular SV40 DNA molecules Containing lambda phage genes and the galactose operon of Escherichia colli. In Proc. Natl. Acad. Sci. USA. V. 69 n. 10, pp. 2904-2909, 1972, acessado em 26/05/2017.

11. Jordan B. Sommet de Washington: feu orange pour la thérapiegerminale ? *In Med Sci* (Paris), Volume 32, Number 2, Février, 2016, pp. 217-220, Forum, DOI 10.1051/medsci/20163202017, acessadoem 03/07/2017.

12. Liang P, Xu Y, Zhang X, et al. CRISPR/Cas9-mediated gene editing in human tripronuclear zygotes. Protein Cell 2015. [Epub ahead of print]; DOI: 10.1007/s13238-015-0153-5, acessadoem 03/07/2017.

13. Linden R. *Terapia gênica: o que é, o que não é e o que será*. Scielo, Estudos avançados, vol.24 nº.70, São Paulo 2010, http://dx.doi.org/10.1590/S0103-40142010000200004, acessado em 26/05/2017.

14. Manno CS, Ragni MV, et al. Evidence for gene transfer and expression of factor IX in haemophilia B patients treated with an AAV vector. Nat Genet 2000;24:257–261, em 03/07/2017.

15. Nature Methods. *Method of the Year 2011*, vol. 9, n. 1, 2012, DOI: 10.1038/nmeth.1852, acessadoem 03/07/2017.

16. Perkel J. CRISPR/Cas faces the bioethics spotlight Biotechniques. PubMed.2015 May 1;58(5):223-7. DOI: 10.2144/000114284. eCollection 2015 May, acessadoem26/05/2017.

17. Raffensperger C, Tickner JA. *Protecting public health and the environment: implementing the precautionary principle*. Washington DC: Island Press; 1999.

18. Regateiro FJ. *Manual de Genética Médica*, 1ª ed., 2ª reimpressão, Coimbra: Impressa da Universidade de Coimbra, 2007, pp. 14-15.

19. Robinson TR. *Genetics for Dummies*. Hoboken New Jersey: Willey Publishing, 2005, p. 9.

20. Specter M. The gene Hackers.The New Yorker, 16 de novembro de 2016, http://www.newyorker.com/magazine/2015/11/16/the-gene-hackers, acessadoem 04/07/2017.

21. Willet E. *Genetics Desmystified*. New York: McGraw-Hill, 2006, pp. 2-4.

22. Wolfe A. Jennifer Doudna: The promise and peril of gene editing, *The Wall Street Journal*, 11 de março de 2016, https://www.wsj.com/articles/jennifer-doudna-the-promise-and-peril-of-gene-editing-1457724836,acessadoem 04/07/2017.

23. Zhang F et al. Cpf1 is a single RNA-guided endonuclease os a class 2 CRISPR-CasSustem, *Cell*, vol. 163, 2015, pp. 759-771, DOI: 10.1016/j.cell.2015.09.038, acessadoem 03/07/2017.

Capítulo 6   43

44

Capítulo 7

A Utilização de Animais em Pesquisa

Isac Jorge Filho

O calouro chegou entusiasmado com seu "feito": descobriu que a ligadura do canal biliar principal determinou, nos dias subsequentes, uma icterícia na cobaia que havia operado. Ficou desconcertado quando eu lhe disse que não havia sentido em sacrificar inutilmente um ser vivo. Ele ainda tentou retrucar dizendo que se tratava "apenas" de um animal "irracional", mas logo compreendeu que não era bem assim.

O assunto não é novo. Em 1789, o filósofo inglês Jeremy Bentham já escrevia que a questão não era se os animais podiam ou não raciocinar ou falar, mas se não podiam sofrer. Já Claude Bernard defendia claramente o "direito total e absoluto" de fazer experimentos em animais. Em 1975, Peter Singer publicou o livro "Animal Liberation" relatando as péssimas condições a que eram submetidos os animais que seriam utilizados como alimentos ou nas indústrias de cosméticos. As revelações levaram a reações de grupos de proteção aos animais, especialmente nos Estados Unidos da América onde, entre 1980 e 1989, foram realizadas 29 ações contra instalações de pesquisa levando mais de 2.000 animais, interrompendo pesquisas em andamento e danificando equipamentos. O prejuízo desses movimentos passou dos sete milhões de dólares (Goldim & Raymundo, 1997-2008).

A utilização dos animais pelo homem: por séculos e séculos os animais são utilizados cada vez mais para o proveito humano. Seguem abaixo algumas dessas utilizações:

- Meio de transporte de pessoas;
- Meio de transporte de cargas;
- Como alimentos;
- Pesquisas em modelos animais;
- Treinamento em anatomia;
- Treinamento de técnicas operatórias;
- Na indústria de cosméticos;
- Nos testes com drogas e medicamentos.

A utilização como modelos de pesquisa: deve obedecer a legislação vigente, tendo em conta que mesmo que sejam considerados menos importantes que os seres humanos os animais tem sua importância e devem ser respeitados. É também fundamental entender que muitas vezes os conhecimentos obtidos a partir de animais não se aplicam ao ser humano. O respeito aos animais para pesquisa deve ser tanto maior quanto o desenvolvimento neural e comportamental. De qualquer forma, não se admite desrespeito e crueldade com qualquer ser vivo.

O uso de animais para experimentos científicos somente deveria ser permitido quando a pesquisa tivesse relevância, não houvesse outra alternativa ao uso de animais caracterizando sua necessidade por ser indispensável, imperativa ou requerida (Goldim JR & Raymundo MM, 1997). Os mesmos autores citam os critérios mínimos para a pesquisa em animais:

- Opção por animais e objetivos legítimos;
- Avaliação do projeto por um comitê independente;
- Cuidados para limitar dor e sofrimento;
- Tratamento humanitário;
- Responsabilização pública;
- Fiscalização das instalações e do andamento dos procedimentos.

Diretrizes mínimas para pesquisas em animais:

- Ausência de alternativas inanimadas;
- Objetivos lógicos e legais;
- Garantia de fiscalização e dos procedimentos;
- Controle dos limites de dor e sofrimento;
- Tratamento digno;
- Transparência e responsabilização pública.

Legislação: a lei 6.638/39 foi a primeira a determinar normas brasileiras para a vivissecção de animais. Segundo ela os procedimentos em animais somente podem ser realizados didaticamente a partir do terceiro grau e desde que não determinem sofrimento.

A lei 11.794/08 regula o uso científico de animais e cria o Conselho Nacional de Controle de Experimentação Animal – CONCEA – estabelece as normas para o uso de animais em atividades científicas e cria as Comissões de Ética para Uso de Animais em cada instituição ligada a pesquisas.

Saul Goldenberg, professor de Cirurgia e Editor da Revista Acta Cirúrgica Brasileira, sempre defendeu que a pesquisa envolvendo animais deveria obrigatoriamente ser conduzida somente por pessoas cientificamente qualificadas e sob constante supervisão. Em Editorial relatou que 95% dos artigos recebidos pela revista eram pesquisas em animais de laboratório e que nem sempre seguiam suas rigorosas orientações aos autores. Afirmava que: "*Ninguém erra porque quer errar. Não sabe que está errando. Erra por desconhecimento e por despreparo técnico. Eis porque cursos sobre bioterismo, manejo e uso de animais de laboratório, são muito importantes e precisam ser repetidos com frequência*" (Goldenberg S, 1986).

É importante garantir que todos os animais utilizados em pesquisas clínicas sejam nascidos e criados em Biotério e que seu uso seja restrito a experiências científicas.

Aspectos éticos: a utilização de animais em experimentos científicos é discutida desde muitos anos atrás. Em 1860, ocorreu um fato marcante para o estabelecimento de limites no uso de animais em experimentos. Claude Bernard, célebre fisiologista francês, defendia vigorosamente o direito de utilizar animais de laboratório e mantinha um biotério nos porões de sua própria residência. Gritos de dor dos animais tornaram impossível a vida no lar, a ponto de levar esposa e filha do fisiologista a abandonar a casa e fundar a primeira sociedade francesa em defesa dos animais.

Referências bibliográficas

1. Goldim JR, Raymundo MM. Pesquisa em Saúde e os Direitos dos Animais. 2 ed. Porto Alegre: HCPA, 1997.
2. Goldenbergs. Apresentação da Acta Cirúrgica Brasileira [editorial]. Acta Cir Bras. 1986;1(1):1.

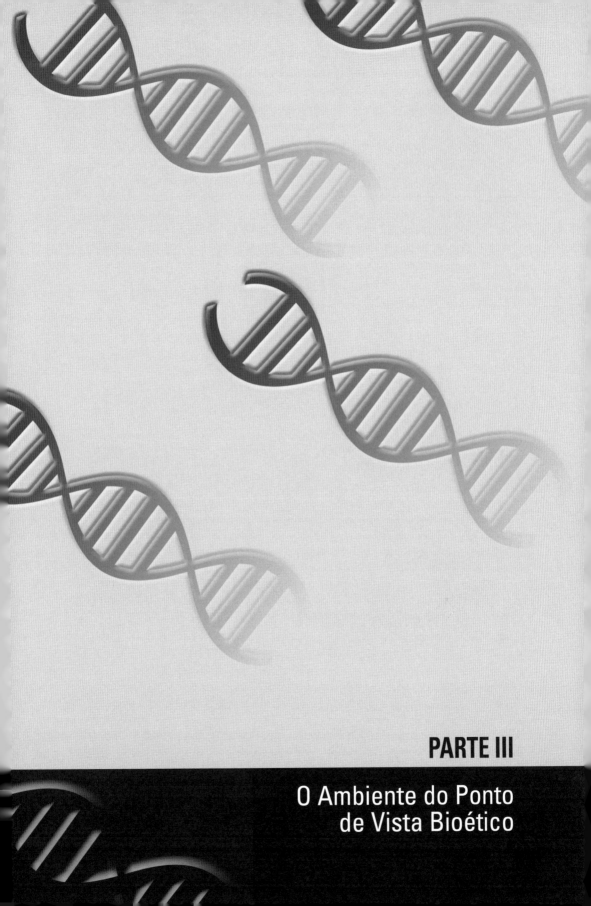

PARTE III

O Ambiente do Ponto de Vista Bioético

48

Capítulo 8

Ecologia e Ambiente

Isac Jorge Filho

Ecologia

A Ecologia (do grego: oikos = casa; logos = estudo) é a ciência que estuda o meio ambiente e os seres vivos que o habitam, incluindo suas interações e sua distribuição. Seu estudo passou a receber forte relacionamento com o estudo do meio ambiente na Bioética.

Complexidade crescente: uma análise dos seres vivos mostra uma complexidade crescente em suas estruturas e relações. A começar dos *unicelulares*, animais como os protozoários ou vegetais, autótrofos, como as algas unicelulares. A partir dos pluricelulares já encontramos esboços de tecidos e, finalmente, *tecidos* que dividem funções na formação do organismo. Seu estudo não mais se limita ao da Citologia, mas adiciona agora a Histologia. De qualquer forma, uni ou pluricelulares, podem formar populações. Uma população é definida como um conjunto de seres vivos, da mesma espécie, que vivem no mesmo espaço e no mesmo tempo. Se nesse espaço e nesse tempo convivem outras populações (outras espécies) estaremos diante de uma comunidade. Se considerarmos as relações desta comunidade de seres vivos (componente biótico) com o meio físico-químico onde vivem (água, ar, temperatura, pH, etc.) e que constitui o componente abiótico, teremos um *ecossistema*. Comunidades ou ecossistemas estáveis e desenvolvidos, adaptadas às condições ecológicas de um mesmo espaço e tempo, constituem os *biomas* Aqui teremos múltiplos relacionamentos: intrapopulacionais, interpopulacionais, intracomunitários, com o ambiente e com outras comunidades. Portanto ecossistema é um conjunto constituído pelas comunidades bióticas que se inter-relacionam na mesma região e no mesmo período e pelos fatores abióticos que atuam sobre elas (Quadro 8.1).

Quadro 8.1

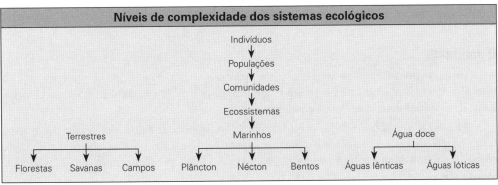

Os biomas: ecossistemas com características semelhantes constituem os biomas (Exemplos: biomas terrestres, biomas marinhos costais, etc.). O conjunto de todos os ecossistemas da Terra constitui a Biosfera ou Ecosfera, o nível maior e mais complexo de organização ecológica. A biosfera é dividida em três biociclos: terrestre (epinociclo), marinho (talassociclo) e de água doce (limnociclo).

Classificação dos biomas

- *Terrestre (Epinociclo)* apresenta quatro biocoros distintos:

  - *Florestas*. Exemplos: bioma da floresta amazônica, bioma da mata atlântica, bioma da taiga.

  - *Savanas*. Com diferentes tipos. Exemplos: *cerrados* (centro-oeste do Brasil), *caatinga* (savana seca nordeste do Brasil), *pantanal* (savana alagada do centro-oeste do Brasil), a *savana Serengueti* africana.

  - *Campos*. Exemplos de biomas: pampas gaúchos, pradarias, estepes.

  - *Desertos*. Exemplos de biomas: deserto do Saara, deserto da Líbia, deserto da Arábia, deserto Kalaári.

- *Marinho (talassociclo)*: os conjuntos de seres vivos que habitam esse ciclo de águas salgadas formam o plâncton, o nécton e o bentos. O *plâncton* é constituído por seres microscópicos animais (*zooplâncton*) e vegetais (*fitoplâncton*) que vagam ao sabor dos movimentos das águas. Vale lembrar que o fitoplâncton é o "pulmão" da biosfera, graças à fotossíntese, responsável pela maior parte do oxigênio liberado na superfície do planeta. É erro grosseiro e comum imaginar que são as florestas, com sua grandes árvores, as principais provedoras de oxigênio. O nécton é constituído por animais, como os peixes, que se movimentam livremente nas águas. O bentos é constituído por seres que dependem do fundo para se fixar ou se movimentar. Animais como ostras, mariscos e corais são exemplos. O biociclo marinho apresenta, em função da profundidade, três biocoros: *zona nerítica*, que vai da superfície até 200 metros de profundidade; *zona batial* vai de 200 a 2.000 metros de profundidade; e *zona abissal*, que vai de 2.000 metros até o fundo (que pode chegar a 11.000 metros).

- Água doce *Dulciaqüicola (limnociclo)*: compreende dois biocoros: o das águas lênticas formado por águas paradas como nos pântanos, brejos, lagoas de água doce parada e poças d'água; e o das águas lóticas, formado por águas correntes como nos ribeirões, riachos, rios e lagoas de água doce e corrente.

A Bioética trabalha com os mais altos níveis de complexidade, mas as alterações nos níveis mais simples acabam, de forma direta ou indireta, alterando os ecossistemas e determinando variáveis impactos à biosfera. Ter em mente essa informação é importante para entender porque devemos fazer a nossa parte cuidando da natureza em nossa casa, em nossa cidade e em nosso país.

O ambiente

Inicialmente vale a pena assinalar que a maioria dos autores entende que os termos "ambiente" e "meio ambiente" tem o mesmo significado, apesar "meio ambiente" ser pleonasmo. Neste livro vamos desconsiderar essa polêmica.

Em 1972, as Nações Unidas organizaram a *Conferência de Estocolmo*, tendo como tema central a relação entre a sociedade e o meio ambiente. Neste evento o meio ambiente foi definido como *"o conjunto de fatores físicos, químicos, biológicos e sociais que afetam direta ou indiretamente os seres vivos"*.

A preocupação com problemas ambientais é muito antiga. Em um dos volumes do *"Corpus Hippocraticum"*, conjunto de cerca de 60 tratados produzidos na Grécia antiga, muitas vezes atribuído a Hipócrates, mas possivelmente produzido por vários autores entre os séculos II e IV a.C.

A nossa *Constituição Federal* em vigor dedica o Capítulo 6 ao meio ambiente.

O Código de Ética Médica em sua versão atual inclui várias referências ao ambiente, abaixo apresentadas.

- O inciso XIII de seus Princípios Fundamentais determina que *"... o médico comunicará às autoridades competentes quaisquer formas de deterioração do ecossistema, prejudiciais à saúde e à vida."*.

- *O Artigo 12 veda ao médico deixar de esclarecer o trabalhador sobre as condições de trabalho que ponham em risco sua saúde, devendo comunicar o fato aos empregadores responsáveis. Parágrafo único – Se o fato persistir, é dever do médico comunicar o ocorrido às autoridades competentes e ao Conselho Regional de Medicina."*.

- *O Artigo 13 veda ao médico deixar de esclarecer o paciente sobre as determinantes sociais, ambientais ou profissionais de sua doença."*.

A relevância das polêmicas bioéticas justificam análise em separado dos maiores riscos ambientais (poluição, população e pobreza), aquecimento global, queimadas, desmatamento, e das ações relacionando ambiente e saúde.

Capítulo 8

52

Capítulo 9

Os Grandes Riscos Ambientais: Poluição, População e Pobreza

Isac Jorge Filho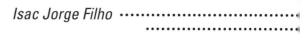

Os três "P": não é exagero afirmar que os três fatores que mais ameaçam a humanidade são a *poluição, a população e a pobreza*. Coincidentemente os três se iniciam pela letra "P" (Quadro 9.1).

Quadro 9.1

Os três "P" que ameaçam a humanidade
• Poluição
• População
• Pobreza

Poluição

Entende-se por poluição qualquer degradação, física ou química, de um ecossistema, por adição ou remoção de substâncias naturais.

Poluição não é sinônimo de contaminação, já que esta última é sempre determinada pela introdução de produtos ou micro-organismos no meio ambiente em quantidades capazes de prejudicar a vida de animais ou vegetais. O conceito de poluição é muito mais amplo. Podemos dizer que a contaminação é um tipo particular de poluição e que um ambiente contaminado é poluído, mas um ambiente poluído nem sempre é contaminado.

Tipos de poluição: a poluição pode atingir águas, solo e ar. As fontes poluidoras podem, entre outras, ser térmicas, radioativas, sonoras, luminosas ou visuais. Um mesmo agente pode levar a diferentes tipos de poluição. É o caso das queimadas, que poluem a atmosfera e o solo. O Quadro 9.2 mostra diferentes tipos de poluição.

Poluição do solo: pode ser causada por agentes lançados diretamente no solo ou indiretamente como consequência da poluição de águas ou do ar atmosférico. Os principais agentes poluentes químicos do solo são: os pesticidas, herbicidas, hidrocarbonetos do petróleo, solventes e metais pesados como chumbo, mercúrio, cádmio, cromo e arsênio.

Poluição das águas: podem atingir águas salgadas, águas doces e chegar até os lençóis freáticos. É o destino final de todos poluentes, incluindo os que inicialmente são lançados no ar e no solo (Figura 9.1).

Quadro 9.2

Tipos de poluição
• Poluição das águas • Poluição do solo • Poluição atmosférica • Poluição térmica • Poluição radioativa • Poluição luminosa • Poluição visual • Poluição sonora

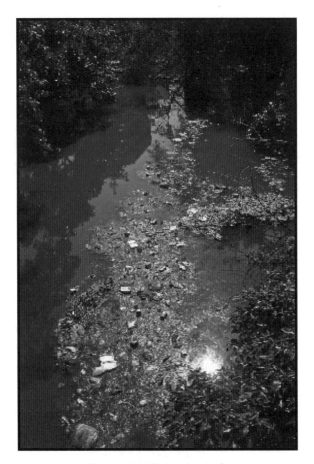

Figura 9.1: Poluição de águas.

A poluição pode determinar muitas consequências graves, como envenenamento e morte de animais e vegetais. A Figura 9.2 retrata morte massiva de peixes devido ao despejo de poluentes em um curso de água.

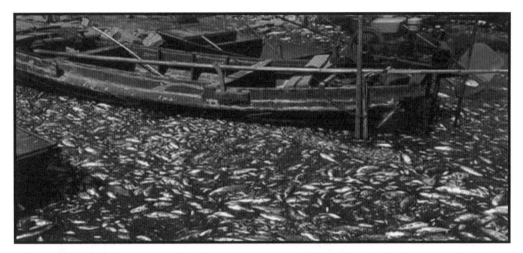

Figura 9.2: Morte de peixes como consequência de poluição.

Poluição do ar: segundo a Organização Mundial da Saúde, cerca de sete milhões de pessoas morrem, por ano, como consequência da poluição do ar atmosférico por gases, líquidos voláteis e partículas sólidas suspensas. Mais frequentemente esses poluentes atmosféricos são emitidos por indústrias, veículos automotores, queimadas ou por fontes naturais, como os vulcões.

Poluição radioativa ou nuclear: é o tipo mais perigoso de poluição, entre outras razões porque como os átomos radioativos tem uma vida média muito longa as ações de uma poluição radioativa, com seus efeitos negativos, dura longo tempo. Um isótopo de plutônio tem um tempo de meia-vida calculado 24.300 anos. A explosão das bombas atômicas norte-americanas em Hiroshima e Nagasaki, o acidente na usina nuclear de Chernobyl, na antiga União Soviética e o acidente de Goiânia são exemplos de desastres nucleares determinados por radiações manipuladas pelos seres humanos para a guerra ou para a paz. Seus radioisótopos, liberados para o meio ambiente, continuam causando mutações em suas vítimas originando doenças como diferentes tipos de neoplasias malignas.

Poluição sonora: o ouvido humano tem limites de tolerabilidade aos níveis de sons. Esse nível é superado em muito nas grandes cidades em indústrias, casas de espetáculo, mas, principalmente do trânsito de veículos automotores.

Poluição visual: também é uma característica de grandes cidades, sendo representada principalmente em anúncios publicitários, placas, postes, fios e tantos outros. A presença de um grande número de elementos visuais leva a distúrbios psicológicos e até neurológicos. Algumas cidades já apresentam legislação que limitam a quantidade de figuras publicitárias e determinam a necessidade de harmonia entre esses materiais e o ambiente.

Poluição luminosa: diferente da situação anterior, aqui não tratamos de imagens ou peças, mas de excesso de luz artificial. Esses excessos, também encontrados em grandes centros incluem a iluminação pública, placas e letreiros de propaganda e luzes externas de residências e casas comerciais. Os excessos luminosos repetidos podem determinar alterações nos ecossistemas, incluindo problemas de saúde pública.

A poluição pode afetar ar, águas e terra. O papel da "civilização" nesse processo é muito grande, sendo responsável por grande parte da poluição global. A Figura 9.3 mostra uma das muitas ações humanas, com acúmulo de lixo em plena via pública.

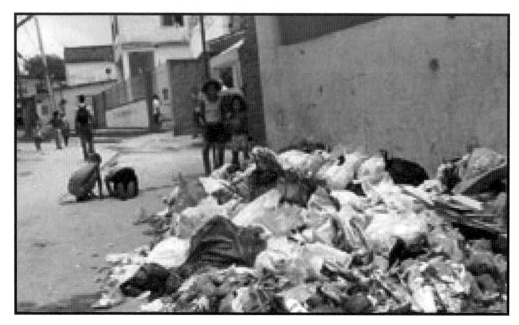

Figura 9.3 – Foto de lixo em via pública.

Situação ainda pior é a encontrada nos chamados "lixões a céu aberto", onde adultos e crianças passam horas coletando lixo para garantir uma sobrevivência que possivelmente será afetada pelas doenças contraídas nesse ambiente inóspito (Figura 9.4).

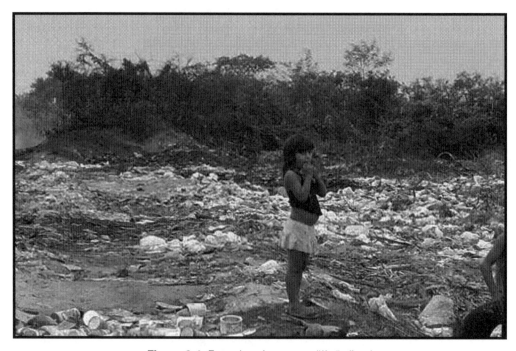

Figura 9.4: Foto de criança em "lixão" urbano.

População

Conceitos gerais: população é um conjunto de indivíduos *da mesma espécie* ou seja podem se cruzar na natureza produzindo descendentes férteis. Uma população é estimada por número absoluto ou por *densidade populacional* (número absoluto de indivíduos por unidade de área). A população brasileira atual (junho/2016) é de cerca de 210 milhões de habitantes, sendo 51% feminina.

Demografia: estuda a dinâmica das populações sob vários aspectos, como distribuição por sexo, por idade, por grau de instrução, taxas de natalidade e mortalidade, taxas de migração. Os indicadores demográficos são importantes na definição das características de um país ou um continente.

Reflexões: o crescimento da população humana tem sido explosivo em algumas regiões. Cada novo ser humano que nasce representa mais uma boca para comer e beber, dois pulmões para respirar e sistemas urinário e digestório para eliminar urina e fezes. É verdade que há que se considerar as pessoas que morrem e devem ser subtraídas dessa matemática, mas o balanço é positivo, o que leva a um aumento populacional. A situação é também afetada pela distribuição da população, com áreas superpovoadas e áreas quase desertas. Para complicar ainda mais temos que considerar os movimentos migratórios que aumenta algumas populações as custas da diminuição de outras. Os governantes devem ser habilidosos no sentido de dar condições para permitir esse aumento populacional, sem agredir o ambiente. O *desenvolvimento sustentado* consiste exatamente nessa habilidade.

Pobreza
O que é a pobreza?

O termo sempre está relacionado com a incapacidade de se atingir níveis mínimos de condições de vida. A pobreza pode ser absoluta ou relativa, sendo a primeira indicada por um nível consistentemente baixo ao longo do tempo e comum a países do mesmo nível. Assim, é um indicador de *pobreza absoluta* de um país ou região uma alta porcentagem de pessoas com ingestão calórica diária abaixo de 2.000 kcal. O Banco Mundial considera *pobreza extrema* viver com um poder de compra inferior a 1 dólar norte-americano por dia, *pobreza moderada* viver com poder de compra entre 1 a 2 US$. Sob esse critério estima-se que *em nível mundial cerca de 1 bilhão e 100 milhões de pessoas estariam em pobreza extrema e dois bilhões e setecentos milhões estariam em pobreza moderada.*

Distribuição

A riqueza do mundo está heterogeneamente distribuída, existindo países mais ricos e mais pobres. No entanto é preciso levar em conta que muitos países pobres mantêm bolsões de riquezas, geralmente seus chefes políticos ou militares enquanto muitos países ricos apresentam bolsões de pobreza, com populações miseráveis.

Índice de desenvolvimento humano (IDH)

Tem como objetivo classificar os países pelo seu grau de desenvolvimento. Lançado em 1990 pelos economistas *Sen e ul Haq* o Índice passou a ser utilizado desde 1993 pela ONU em seu relatório anual do Programa da Nações Unidas para o Desenvolvimento (PNUD). Por esse Índice os países são classificados em desenvolvidos, em desenvolvimento e subdesenvolvidos. Os dados utilizados na definição do IDH são: expectativa de vida ao nascer, educação e PIB (Produto Interno Bruto) per capita.

Indicadores de pobreza

Porcentual de países pobres: Em 1990, as populações de 28% dos países do mundo viviam em extrema pobreza. Em 2001, essa porcentagem caiu para 21%, graças principalmente a redução da pobreza em países da Ásia Oriental e do sul da Ásia. No entanto, no sul da África a pobreza aumentou.

Outro indicador de pobreza é a *esperança de vida* que após a segunda guerra mundial aumentou muito nos países em desenvolvimento. Na África subsaariana, apesar do aumento do porcentual de pobreza, a esperança de vida de 30 para 50 anos, diminuindo para 47 anos mais recentemente, em função da pandemia de AIDS.

A *mortalidade infantil*, também um marcador, diminuiu em todas as regiões.

A *ingestão média diária de calorias abaixo de 2.200* era de 56% em 1960 e caiu para abaixo de 10% em 1990.

Já a *literacia* mundial, ou seja, a condição de ser letrado, aumentou de 52% em 1950, para 81% em 1999, principalmente às custas do setor feminino da população.

O *trabalho infantil* medido por meio da porcentagem de crianças fora da força de trabalho subiu de 76% (em 1960) para 90% (em 2000).

Os *indicadores de desigualdade* são muito utilizados nos estudos sobre a pobreza. O mais conhecido é o *Coeficiente de Gini*, criado pelo estatístico italiano Corrado Gini e usado principalmente para medir a desigualdade na distribuição de rendas. Varia de 0 (completa igualdade de rendimento) a 1 (completa desigualdade. Por exemplo: uma pessoa recebe tudo e todos os outros nada recebem). O coeficiente multiplicado por 100 constitui Índice de Gini.

Consequências da pobreza

A pobreza determina uma série de consequências e entre elas as mais comuns estão relacionadas no Quadro 9.3. O saudoso Prof. Adib Jatene em suas conferências costumava dizer: "...*o maior problema do pobre não é ser pobre, mas é que todos seus amigos também são pobres*".

Quadro 9.3

Consequências da pobreza
• Fome
• Falta de saneamento básico e de água potável
• Aumento na incidência de doenças, principalmente as carenciais e as infectocontagiosas
• Falta de oportunidades de emprego
• Discriminação social
• Grupos sociais violentos e/ou drogados
• Baixa esperança de vida
• Falta de moradia fixa ou ausência de moradia (moradores de rua)
• Dificuldades econômicas.
• Falta de fixação no mesmo espaço ou cidade

Fome: vários fatores contribuem para que tenhamos um enorme número de pessoas que passam fome. Entre outros, podem ser citados: o grande crescimento populacional, principalmente nas camadas mais pobres da população, o aumento da pobreza, a falta de condições eficientes de transporte de alimentos, o desperdício por parte dos países mais ricos.

A fome deve ser diferenciada da desnutrição ou da inanição. É comum que uma pessoa bem nutrida tenha fome. Esta última é mais que tudo manifestação de fundo neuropsicológico, enquanto a desnutrição inclui claras alterações somáticas como perda de peso, queda das reservas imunitárias, maior suscetibilidade às infecções, recuperação mais lenta das doenças e tantas outras. A fome é manifestação fisiológica coordenada pelos núcleos hipotalâmicos da fome e da *saciedade*. É uma sensação desagradável e não deve ser confundida com o *apetite*, manifestação agradável, ligada a vivências positivas e estímulos organolépticos agradáveis de cores, aspecto, odor e sabor dos alimentos.

Fome, apetite e saciedade: frequentemente o termo "fome" é usado para significar situações de má-nutrição ou de privação de alimentos para as populações. Periodicamente os veículos de mídia noticiam verdadeiras crises "endêmicos" de inanição por falta de alimentos sob o título "Fome mata milhares na África". Os episódios mais lembrados ocorreram na Etiópia e em Biafra. Na realidade as pessoas morreram por inanição. O termo "morreu de fome" não representa a verdade dos fatos. A fome não mata por um processo agudo, como se a pessoa chegasse na praça, murmurasse "Ai, que fome" e caísse morta. Ela mata insidiosamente pela falta diária de proteína se outros nutrientes que acabam determinando grave quadro de desnutrição. Nesta situação a quedada imunocompetência facilita que um microrganismo leve aquela pessoa debilitada à morte. Outros morrem por distúrbios hidroeletrolíticos ou por insuficiência respiratória, determinada pela atrofia dos músculos envolvidos na respiração.

A fome no mundo: considerando o limite determinado pela ONU, de 1.800 cal/dia, o IFPRI (*International Food Policy Research Institute*) publicou o Índice Mundial de Fome 2010, relatando que cerca de um bilhão de pessoas passam fome no mundo.

A fome no Brasil: dados do IBGE dão conta de que em 2009 cerca de 5,8% da população brasileira (11.2 milhões) haviam passado fome por falta de recursos para comprar alimentos.

Em 1947 Manuel Bandeira se deparou com um quadro de intensa fome que sua genialidade poética assim externou:

> *O BICHO*
> *Vi ontem um bicho*
> *na imundície do pátio*
> *catando comida entre os detritos.*
> *Quando achava alguma coisa,*
> *Não examinava nem cheirava:*
> *engolia com voracidade.*
> *O bicho não era um cão,*
> *não era um gato,*
> *não era um rato.*
> *O bicho, meu Deus,*
> *era um homem.*
> (Rio, 27 de dezembro de 1947, Manuel Bandeira).
> *Estrela da Vida Inteira. Rio de Janeiro: Nova Fronteira, 1993.*

Em junho de 2013, a Organização das Nações Unidas para a Alimentação e a Agricultura (FAO) premiou 38 países, entre eles o Brasil, por terem reduzido a fome pela metade bem antes do prazo de 2015, estabelecido pela ONU nos objetivos de desenvolvimento do milênio. O cumprimento da meta pelos países premiados considerou a diferença do número de famintos entre 1990 e 1992 e entre 2010 e 2012.

Fome e desnutrição: a desnutrição ocupa papel de destaque como condição agravante para complicações pós-operatórias, principalmente as ligadas a cicatrização e às infecções. O Cirurgião não pode imaginar que viva em um mundo aparte e se esquecer que cerca da metade dos pacientes internados no Brasil apresenta algum grau de desnutrição, uma parte derivada de sua doença de base, mas em grande parte decorrente da doença social, principalmente nos Estados mais pobres da Federação. Faz parte da formação geral do cirurgião colaborar na luta contra a fome e a desnutrição dela decorrente.

A desigualdade econômica entre os diferentes países, associada ao crescimento vertiginoso de algumas populações, à custa de seus segmentos mais pobres, tem levado a verdadeiras "epidemias" de fome, como as observadas na Etiópia e Biafra. É importante que sejam analisados os determinantes para estas devastações populacionais pela fome, mas, certamente, a *falta de fraternidade entre os povos* ocupa um lugar de destaque entre eles.

A obesidade como problema de saúde pública

A obesidade se tornou um sério problema de saúde pública no Brasil, com o agravante de atingir principalmente crianças e adolescentes. Dados da Organização Mundial da Saúde mostram que, o índice de obesidade dos 6 aos 18 anos de idade, passou dos 4% na década de 1970 para 13% em 1997. Um dos fatores relacionados com a verdadeira epidemia de obesidade é representado pelos *fast food*, lanches constituídos por alimentos altamente calóricos, que estão relacionados com o aumento da prevalência não só da obesidade, mas também com outras doenças como a hipertensão arterial e o diabetes *melitus*. Imitando os hábitos alimentares dos norte-americanos estamos adquirindo seus índices preocupantes de obesidade. Um dos lanches mais conhecidos de uma das redes de *fast food* é vendido especialmente para crianças e fartamente divulgado em programas televisivos infantis. Sua venda é acompanhada de brindes, principalmente brinquedos de coleções. Graças a essa forte propaganda, associando o lanche com os brinquedos, somente no ano de 2004, foram vendidos cerca de trinta milhões de unidades. Assim, começa desde a infância a imposição de hábitos alimentares associados com a obesidade e suas consequências.

Capítulo 10

Reflexões sobre o Aquecimento Global

Isac Jorge Filho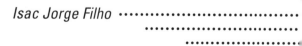

Em 1949 o cardeal W. Schuster proferiu esta verdade irrefutável: *"Deus perdoa sempre; os homens algumas vezes; a natureza nunca"*. Ao longo dos anos temos discutido as alterações da natureza determinadas pelo Homem e o aquecimento global é um dos temas mais interessantes e polêmicos.

Princípios: Fosse a biosfera um corpo celeste desprotegido, a tendência seria uma temperatura global muito baixa apesar de receber calor do sol. É verdade que a Terra tem passado ao longo dos séculos por muitas mudanças ambientais, mas não um extremo frio global. Isso decorre, entre outros fatores, da presença de uma camada protetora na atmosférica que age como as paredes de uma estufa. Tal camada tem composição complexa, mas dela participam de modo importante gases do "sistema estufa", representados principalmente pelo CO_2 e metano. Essa camada protetora não é totalmente adiabática e, por isso, permite trocas de calor. Se a quantidade de calor que entrasse no sistema fosse igual a que saísse teríamos uma temperatura global constante. Não é o que ocorre. Graças aos gases do "efeito estufa", em suas proporções naturais, a temperatura média do planeta gira em torno de 15 °C. Sem esses gases seria negativa: -18 °C. A ação do efeito estufa, reforçada por outros fatores, tem levado a um aumento da temperatura global. Em parte isso se deve ao contínuo aumento dos níveis de CO_2 na atmosfera, consequência da queima de combustíveis fósseis. O CO_2 na atmosfera aumenta 0,4% anualmente graças as emissões da União Europeia (27,2%), China (24,1%), EUA (14,9%). Rússia-Japão-Canadá (10,3%). O Brasil emite 2,6% do total de CO_2.

Dados do Painel Intergovernamental de Mudança Climática (*IPCC – Intergovernmental Panel on Climate Change*), da Organização das Nações Unidas, mostram, no Quadro 10.1, as fontes de emissão calórica global em 2007.

Quadro 10.1

Fontes de emissões calóricas globais (2007)
Suprimento energético – 26%
Florestas – 17%
Agricultura – 14%
Construções – 8%

O que é o aquecimento global?

Entende-se por aquecimento global o aumento da temperatura média dos oceanos e da atmosfera vizinha a superfície terrestre que vem ocorrendo desde a Revolução Industrial, iniciada no século XIX (Hansen, 2013; Myneni, 2013).

As opiniões sobre a relevância do fenômeno variam desde as que consideram algo extremamente perigoso para o planeta até as que o colocam como pouco mais que uma curiosidade climática. Nesse terreno fica difícil diferenciar os mitos da realidade, mas dados diretos e indiretos tem mostrado esse aquecimento. A NASA anunciou que os registros mostram que a década terminada em 31 de dezembro de 2009 foi a mais quente, desde 1880. A massa de gelo flutuante do Ártico é um dos sinais mais claros desse fenômeno já que vem caindo paulatinamente, o que é mostrado por medidas feitas de 1979 a 2010. A foto abaixo tirada pelo autor na localidade de Perito Moreno, na Patagônia argentina, em 2010, mostra o recuo e diminuição do glaciar (Figura 10.1).

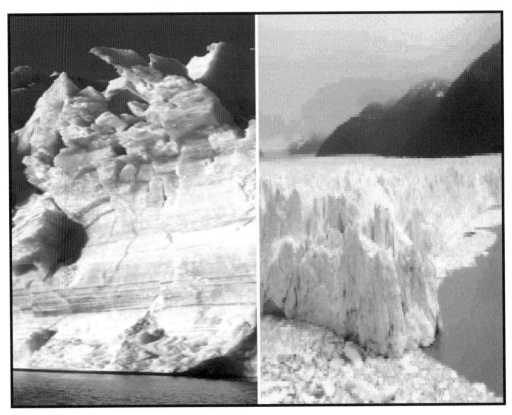

Figura 10.2 – Glaciar (geleira) em Perito Moreno (Arg).

Apesar de evidências como esta o tema ainda não é um consenso, existindo até os que não acreditam na existência e perigo do aquecimento global. No entanto, a maior parte dos especializados em clima entende que a atividade humana vem elevando a temperatura global e que essa emissão de calor relevante teria iniciado com a revolução industrial. Na verdade é cada vez menor o número de cientistas climáticos com opiniões diferentes. No entanto, alguns chegam a pensar que essa quase unanimidade seja uma conspiração entre os cientistas. Tomam como base a denúncia de um "hacker" que em novembro de 2009, revelou conteúdos de e-mails e documentos mostrando dados que se contrapunham com as versões "oficiais". No entanto, esses documentos se referiam a apenas um grupo de pesquisadores enquanto os dados sugestivos do aquecimento global partem de grupos substancialmente maiores de cientistas. A busca de explicações tem levado a profundos estudos, incluindo os que buscam analisar as características climáticas de séculos anteriores. Um deles mostra graficamente a provável variação da temperatura global nos últimos 1.000 anos, com claro aumento a partir dos anos 1900 (*United States National Academy of Sciences-Usnas - 2008*).

Causas do aquecimento global – o efeito estufa

O aquecimento global é fenômeno multifatorial, mas está representado principalmente pelo aumento da emissão de gases nas atividades humanas. Tais gases são produzidos especialmente na queima de combustíveis fósseis, no desmatamento e no uso de fertilizantes. Eles formam uma capa que bloqueia a dissipação do calor terrestre para o espaço. É o chamado *efeito estufa* (Usnas, 2008).

Os gases do efeito estufa criam uma barreira que retém o calor atmosférico em níveis apropriados à manutenção dos ecossistemas (Pessini et al., 2015). No entanto, as emissões gasosas vem crescendo paulatinamente a medida que cresce a população humana e as combustões, o que levaria ao aquecimento global. O Painel Intergovernamental de Mudança Climática (*IPCC*)) indica que para impedir que até 2100, a temperatura suba mais 2 ºC é necessária uma redução das emissões para o nível próximo de zero nas próximas décadas.

Os principais gases relacionados com o efeito estufa são: CO_2, metano, óxido nitroso e clorofluorcarbono.

O CO_2 representou, em 2004, 77% do total das emissões antropogênicas de gases de efeito estufa. Como o tempo de permanência do CO_2 na atmosfera é de, no mínimo, 100 anos as emissões de hoje se somam às do passado e do futuro. A concentração de CO_2 subiu perto de 36% entre 1750 e 2006. Cerca de 82% do CO_2 é emitido pela queima de combustíveis fósseis e perto de 18% vem do desmatamento de florestas tropicais.

O metano (CH4) ou "gás dos pântanos" é emitido em volume muito menor que o CO_2, mas seu potencial de aquecimento (poder estufa) é 20 vezes maior. Ele é produzido por bactérias, nos pântanos, no estômago de ruminantes, como os bovinos, no vazamento de dutos de gás natural, na queima de biomassa vegetal, no plantio do arroz em áreas alagadas e na mineração de carvão vegetal.

As concentrações atmosféricas de óxido nitroso e de clorofluorcarbonos são bem menores, mas seu poder estufa é de 310 a 7.100 vezes maior que o do CO_2.

O vapor d´água é o mais abundante, mas não contribui para o aumento do efeito estufa.

Consequências do aquecimento global

O significado do aquecimento global também é motivo de polêmicas. O argumento de que mesmo antes dos gases emitidos pelo Homem e do efeito estufa o clima da Terra já estava mudando tiraria ou reduziria nossa responsabilidade atual. No entanto, não existem dúvidas quanto ao aumento da produção de CO_2, principalmente pelo uso dos combustíveis fósseis e pelas queimadas (Quadro 10.2). O aquecimento, acompanhado das alterações na composição atmosférica dele decorrente, afeta globalmente os mares levando a elevação de seu nível, mudanças nas correntes marinhas e alterações na composição química das águas por dessalinização, acidificação e desoxigenação. Há previsão, por isso, de relevantes alterações nos ecossistemas marinhos com impacto para os seres vivos, incluindo a espécie humana (LU et al., 2007).

Capítulo 10

Quadro 10.2

Impactos potenciais do aquecimento global – segundo a Agência de Proteção Ambiental dos EUA
1. Sobre a saúde
• Aparecimento e ressurgimento de doenças
• Aparecimento ou aumento de doenças transmitidas por vetores (malária, dengue, febre amarela, zika, leishmaniose e outras)
• Alteração da possibilidade de sobrevivência de germes, bactérias e esporos
• Aumento de mortalidade pelo frio ou calor.
• Aumento da mortalidade por doenças respiratórias
2. Sobre a agricultura
• Diminuição da produtividade
• Demandas de irrigação
3. Sobre as florestas
• Mudanças na composição florestal
• Diminuição da produtividade e da saúde das florestas
4. Sobre os recursos hídricos
• Diminuição do suprimento hídrico
• Diminuição da qualidade da água
• Aumento da competição pela água
5. Sobre as áreas costeiras
• Erosão das praias
• Inundações costeiras
• Aumento dos custos para proteger as áreas costeiras
6. Sobre as áreas e espécies naturais
• Perdas de habitats e espécies.

A alteração no regime de chuvas tem ocorrido em várias regiões do mundo. Ademais outros fenômenos importantes podem ser observados, como os que são listados abaixo (Takayanagui, 2015).

- Secas e enchentes.
- Fenômenos meteorológicos extremos, como os ciclones tropicais e surtos súbitos de calor ou de frio.
- Desestruturação de ecossistemas e comunidades, podendo chegar a extinção de espécies.
- Graves problemas na produção de alimentos e no suprimento de água.
- Aumento da temperatura média da superfície da Terra (3 a 5° C até 2100).
- Inundação das terras baixas, especialmente no Oceano Pacífico, por elevação dos níveis da água do mar (25 a 59 cm até 2100).

- Acidificação dos oceanos, como consequência do aumento de liberação do CO_2 pelas atividades humanas.
- Erosões, avalanches, tufões e tormentas.
- Nevascas. Ondas de calor extemporâneas.
- Modificações climáticas (padrão das chuvas, furacões, desertificações, secas, inundações, etc.).
- Modificações dos fluxos dos rios: enchentes. Ações sobre lavouras.
- Redução dos glaciares.
- Aumento do teor de CO_2 na atmosfera (0,4% ao ano).

Essas alterações justificariam a afirmação de muitos de que "a natureza está ficando louca" ou que o cardeal Schuster estava certo ao dizer que "a natureza não perdoa nunca".

Todas as regiões da Terra estão sujeitas a alterações determinadas pelo aquecimento, porém os tipos e intensidades delas, não se sabe o porquê, variam de uma região para outra. As regiões mais pobres e com menores recursos para adaptação estão mais sujeitas e a região ártica é a que aquece mais rapidamente, o que explica o derretimento de geleiras, secas intensas e relevantes alterações de biomas, incluindo o desaparecimento de espécies nativas e invasão massiva de outras espécies. O recuo acelerado de geleiras modifica ecossistemas e reduz a disponibilidade de água potável.

Nessa linha de raciocínio, para deter o aquecimento global há necessidade de reduzir drasticamente as emissões de gases estufa. Mesmo que as emissões cessassem totalmente o efeito global permaneceria por algumas décadas. Daí a necessidade de diminuir as emissões o mais rapidamente possível para proteção das gerações futuras. A ONU publica periodicamente, por meio do IPCC um relatório com resumo dos estudos internacionais sobre o aquecimento global no mundo, com previsões até o ano 2100. A União Internacional para a Conservação da Natureza e dos Recursos Naturais (IUCN) prevê a extinção provável de até 70% de todas as espécies hoje existentes se houver um aumento de 3,5 °C e extinção completa se chegar a 6,4°C. A marca de 2,0 °C é considerada como a máxima tolerável para que não apareçam efeitos globais catastróficos.

Apesar da existência de opiniões controversas externadas por alguns políticos e órgãos de mídia, que minimizam as fortes evidências do perigo, a preocupação dos governos com o aquecimento global é quase um consenso mundial e isso tem levado a assembleias e encontros, quando se busca equacionar caminhos o mais rapidamente possível. Segundo o secretário geral da ONU, o Pnuma mostra que o aquecimento global é o maior e mais perigoso entre os problemas ambientais contemporâneos.

Protocolo de Kyoto e créditos de carbono

Em dezembro de 1999, em função das preocupações mundiais, a ONU organizou um encontro que culminou com assinatura pelos estados de um termo de responsabilidade no controle das intervenções humanas sobre o clima, com o compromisso de reduzir as emissões globais em 5,2% a partir dos valores de 1990, em um período de compromisso que foi de 2008 a 2012. Como os problemas são diferentes qualitativa e quantitativamente, e no sentido de não comprometer de forma relevante a economia dos países, o protocolo estabeleceu mecanismos de flexibilização entre os quais é fundamental o *mecanismo de desenvolvimento limpo* que cria um mercado de negociações, como mecanismo de flexibilização. A unidade a ser negociada é o *crédito de carbono*, denominado *redução certificada de emissão (RCE)*. Para efeito das negociações uma RCE corresponde a uma tonelada de CO_2.

Capítulo 10   65

Até novembro de 2009 o Protocolo de Kyoto já contava com 187 assinaturas de apoio e compromisso. Infelizmente as negociações internacionais para o cumprimento do Protocolo não tem sido tão bem sucedidas, predominando, muitas vezes, os interesses nacionais sobre os globais.

Quando uma pessoa, empresa ou instituição reduz sua emissão de gases estufa pode receber certificado de créditos correspondentes a esta redução. Cada tonelada de CO_2 vale um crédito de carbono e pode ser negociada. A redução de outros gases do efeito estufa também pode ser transformada em crédito de carbono. Os países ou instituições compram, na realidade, o direito de emitir a quantidade correspondente de gases no lugar do vendedor ou reduzir a multa recebida por emissão maior.

Em 2015 o Painel Intergovernamental de Mudança Climática (IPCC) publicou seu quinto relatório contendo a mais atualizada e ampla revisão sobre os conhecimentos científicos ligados ao aquecimento global. tendo no prefácio a seguinte declaração conjunta da Organização Meteorológica Mundial (OMM) e do Programa das Nações Unidas para o Meio Ambiente (PNUMA):

"O relatório confirma que o aquecimento do sistema climático é inequívoco, e muitas das mudanças observadas não têm precedentes no intervalo entre as últimas décadas e milênios atrás: o aquecimento da atmosfera e do oceano, a redução da neve e do gelo, a elevação do nível do mar e a crescente concentração de gases estufa. Cada uma das últimas três décadas foi mais quente que qualquer outra década desde 1850. [...] A mudança climática é um desafio de longa duração, que requer ação urgente devido à velocidade e escala com que os gases estufa estão se acumulando na atmosfera, e devido aos riscos envolvidos em uma elevação de temperatura superior a 2 ºC. Hoje precisamos estar focados no essencial e na ação, senão os riscos se tornarão maiores a cada ano."

Referências bibliográficas

1. Hansen K. "Amplified Greenhouse Effect Shifts North's Growing Seasons". NASA Headquarters Press Release, 10/03/2013.
2. Myneni R. "Amplified Greenhouse Effect Shaping North into outh". EurekAlert,, 10/03/2013.
3. United States National Academy Of Sciences. "Understanding and Respondingto Climate Change", 2008.
4. Pessini L. No berço da bioética: o encontro de um credo, com um imperativo e um princípio. In: Bioética, cuidado e humanização: das origens à contemporaneidade/Leo Pessini, Luciana Bertachini e Christian de Paul de Barchifontaine (organizadores) – São Paulo- Centro Universitário São Camilo:Edições Loyola. IBCC Centro de Estudos, 2014 – volume I –p.5-34.
5. Lu J, Vecchiga, Reichler T. "Expansion of the Hadley cell under global warming". In: Geophysical Research Letters, 2007; 34(6).
6. Takayanagui AMM. Aquecimento global: Até onde é alarmante? Escola de Enfermagem de Ribeirão Preto USP 2015.

Capítulo 11

Desmatamento e Queimadas

Isac Jorge Filho

Desmatamento

Desmatamento global: o Banco Mundial publicou o desmatamento mundial no ano 2.000 encontrando o maior deles no Burundi, onde 15,64% de sua área foi desmatada. O Haiti é o segundo, com 7,95%. O Brasil ficou em 65° lugar, com 0,42% de sua área desmatada. Não parece muito, mas é enorme se considerarmos sobre que área se faz essa perda. Levando isso em consideração temos a maior área desmatada do mundo: 22.264 Km^2. Em segundo lugar vem a Indonésia com 13.124 Km^2 desmatados (www.consciencia.net).

Desmatamento no Brasil: o maior desmatamento se deu no Pará, com 2.369 Km^2, seguido do Mato Grosso, com 1.149 Km^2 (www.inpe.br).

Reflexões: frequentemente tomamos conhecimentos de enormes espaços desmatados em nossas florestas, principalmente na floresta amazônica, mas, em outros tempos as florestas da Serra do Mar foram assaltadas por esse mesmo tipo de agressão. São florestas pluviais tropicais com várias camadas de vegetação, desde a rasteira até a de altas árvores. A ação das motosserras derruba as árvores mais altas e deixam expostas as camadas inferiores, de plantas de sombra, que, retirada a cobertura, ficam expostas diretamente ao sol e acabam por morrer. Quem conhece a floresta amazônica sabe que seu solo é arenoso e coberto por húmus, folhas e galhos caídos. O desmatamento deixa esse solo sujeito a ação das chuvas que carrega sua parte orgânica, ficando pouco propício para o crescimento de nova vegetação. As estradas transamazônicas mostram bem esse fenômeno.

Queimadas

As queimadas podem ser acidentais ou voluntárias. Estas últimas representam primitiva prática, já usada nas técnicas de agricultura dos índios brasileiros para limpeza de pequenas áreas determinadas a serem utilizadas para plantações. O grande risco é a perda do controle da queimada, determinando grandes incêndios florestais. As queimadas determinam graves problemas ecológicos, especialmente nas estações climáticas mais secas. O Brasil tem perdido grandes áreas de florestas por ação das queimadas. A vegetação do tipo cerrado tem hoje apenas 20% de sua área original, o restante foi substituído por pastagens e áreas de agricultura.

Em nossa região (Ribeirão Preto – SP) as mais comuns entre as queimadas voluntárias são as queimadas sazonais no período da safra da cana de açúcar. A Figura 11.1 mostra foto de um funcionário iniciado a queimada em um canavial.

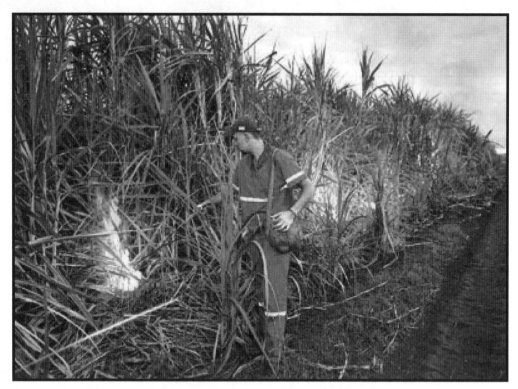

Figura 11.1 – Queimada em canavial.

Essas queimadas são um martírio para as donas de casa pela verdadeira "nevasca" negra que suja as casas, quintais, roupas e piscinas. Mas este é um problema menor frente ao aumento da incidência de doenças, principalmente as respiratórias, determinadas pela poluição atmosférica e diminuição da umidade relativa do ar. Além do mais aumentam a incidência de acidentes por animais como cobras e aranhas que, fugindo do fogo, procuram abrigo nas casas vizinhas. Também efeito negativo das queimadas é a calcinação do húmus do solo. Como efeitos positivos a queima da cana facilita seu corte e colheita, além de diminuir os acidentes por animais peçonhentos no canavial e cortes na pele pelas bordas das folhas de cana. Apesar disso os cortadores de cana se colocam contra a mecanização da colheita e suspensão das queimadas e não é difícil entender suas razões. Muitos deles são migrantes temporários que vão para as regiões de canaviais na época do corte de cana. Aí se estabelecem e finda a colheita voltam para suas cidades levando o produto salarial de seu trabalho para o sustento da família. Não aprenderam fazer outra coisa na vida e iriam à miséria se não tivessem esse trabalho sazonal. Vejam que estamos diante de um sério dilema bioético que confronta dois segmentos da população. Se algum governante pensa realmente em resolver o problema das queimadas tem que preparar profissionalmente as pessoas que vivem do corte de cana e providenciar para que consigam trabalho.

Capítulo 12

Impacto das Alterações Ambientais sobre a Saúde

Isac Jorge Filho

A relação entre saúde e ambiente vem desde a escola hipocrática, que produziu no século V a.C. a obra: *"Sobre os ares, as águas e os lugares"*. Em 2008, St. Louis e Hess publicaram importante trabalho sobre as consequências das mudanças climáticas no mundo, chamando atenção para o fato de que as consequências mais graves se fazem sobre as populações mais pobres dos países mais pobres, apesar de sua insignificante contribuição nas emissões gasosas. Relatam que, apesar dos recentes esforços da saúde pública nesses países, os últimos consensos científicos acerca das mudanças climáticas globais ainda não mostram influências positivas. Terminam propondo uma iniciativa de aprendizado colaborativo envolvendo 4 áreas: (1) aumento da consciência pelos profissionais da saúde da importância das mudanças climáticas e seus impactos para a saúde. (2) fortalecimento das bases de evidência; (3) incorporação imediata das medidas de diminuição das mudanças climáticas nos programas em andamento de saúde global; (4) alinhamento dos alvos dos programas correntes de saúde global com as amplas políticas de mudanças climáticas e desenvolvimento sustentável.

Em um primeiro olhar é possível que alguns leitores perguntem: "e o que isso tem a ver com saúde e com pós-operatório?". Bastaria lembrar o aumento das infecções respiratórias na época de queimadas, como as da cana-de-açúcar, ou das doenças associadas ao uso de água e alimentos poluídos. Mas, é melhor ir direto ao *micro-ecossistema hospitalar*. A seleção de bactérias resistentes em função do uso indiscriminado e incorreto de antibióticos seria bom motivo? Ou é preciso relatar as mortes em diálises peritoneais ou em terapia nutricional que ocorreram, há algum tempo, em cidades brasileiras, por água contaminada de reservatórios hospitalares? Já se disse, e não sem razão, que três "P" representam os grandes problemas da humanidade: Poluição, População e Pobreza. O Quadro 12.1 relaciona, resumidamente, alguns impactos das alterações ambientais sobre os serviços de saúde e é sempre bom lembrar que *hospitais e ambulatórios não são castelos e estão sujeitos às agressões ambientais que se iniciam no seu interior ou que nele entram, por diferentes vias, geralmente trazidos por profissionais da saúde, pacientes e acompanhantes.*

É por tudo isso que o Código de Ética Médica em sua última versão conservou a responsabilidade que o médico tem, e, lamentavelmente, quase nunca exerce, de denunciar as agressões ao meio ambiente (Quadro 12.2).

As ações globais do homem sobre o ambiente: cada cidadão, seja qual for sua profissão, não pode ficar indiferente ao que acontece na Biosfera. Em algum momento ele e seus semelhantes serão atingidos. Será que a determinação de produzir cada vez mais alimentos justifica a utilização de qualquer recurso, mesmo que agrida o meio ambiente, como a que ocorre com

Capítulo 12

a substituição de florestas por pastagens, na descarga de substâncias tóxicas derivadas de indústrias no solo ou pelo uso de grandes quantidades de pesticidas? A devastação ambiental tem concorrido para reduções da produtividade de alimentos e verdadeira desertificação de algumas regiões. Desastres ambientais como os de Chernobyl e Exxon Valdez, e mais recentemente no Golfo do México, associados à estúpida destruição de pessoas e do meio ambiente pelas guerras, tristemente representada por Hiroshima, são algumas consequências da ação irresponsável do ser humano sobre a natureza. Também decorrem de ações humanas: o aquecimento global, os desmatamentos, a redução crescente de água potável, a degradação do solo e desertificação. No dizer de Funtowicz & Ravetz: *"A maior tarefa coletiva enfrentada pela humanidade diz respeito aos problemas do risco ambiental global e os da falta de equidade entre os povos"*.

Quadro 12.1

Impacto das agressões ambientais sobre serviços de saúde
• Sobre o macro-ambiente:
- Doenças ligadas à poluição: respiratórias, renais, digestivas, dermatológicas
- Doenças ligadas às queimadas/corte de cana/desflorestamento: queimaduras, doenças respiratórias, distúrbios hidroeletrolíticos, acidentes ofídicos, acidentes com artrópodes
- Doenças ligadas às enchentes: infectocontagiosas, afogamentos, potabilidade da água, contaminação de reservatórios de água
- Doenças ligadas às mudanças climáticas: respiratórias, dermatológicas, hemorragias digestivas
• Microambiente:
- Doenças infecciosas
- Doenças parasitárias
- Condições para vetores de transmissão
- Resistência bacteriana
- Contaminação de reservatórios de água
- Potabilidade da água

Fonte: Jorge-Filho I, 2010.

Quadro 12.2

Responsabilidade do médico quanto ao meio ambiente
"O médico comunicará às autoridades competentes quaisquer formas de deterioração do ecossistema, prejudiciais à saúde e à vida."

Fonte: Código de Ética Médica, Capítulo I, XIII – 2009.

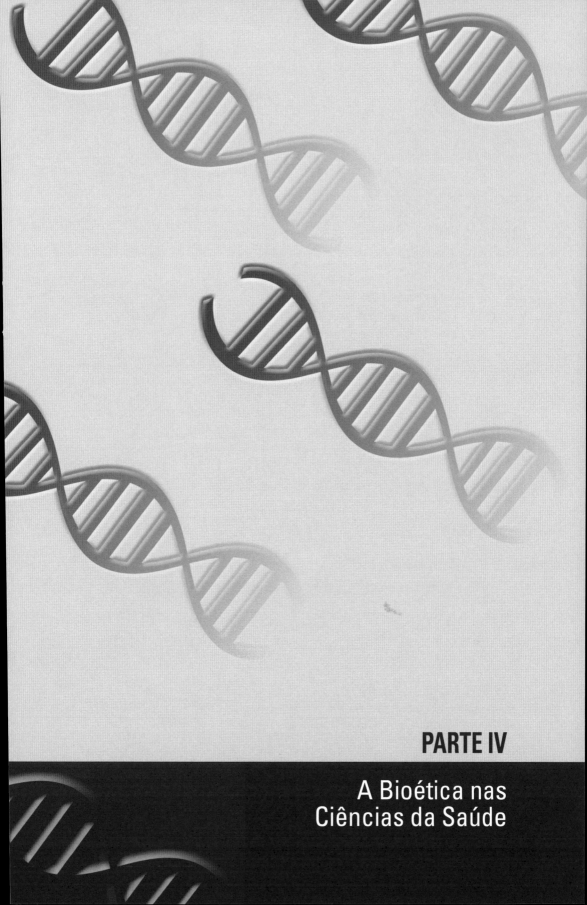

PARTE IV

A Bioética nas Ciências da Saúde

Capítulo 13

Reflexões Bioéticas sobre Processos Reprodutivos

Isac Jorge Filho

Conceitos gerais

A manutenção de cada espécie depende do sucesso na reprodução dos indivíduos, que pode ser assexuada ou sexuada. A diferença fundamental está no processo de fecundação pela junção de gameta masculino e feminino. A célula resultante desta fusão inclui o material genético dos dois gametas. É a partir dessa célula diploide (2n) que se formam todas as células que acabam por forma o organismo do indivíduo. Já a reprodução assexuada prescinde da fusão de gametas e o novo indivíduo se forma a partir de células antecessoras. Essa diferença entre os dois tipos básicos de reprodução determina que os derivados da reprodução assexuada tenham as mesmas características genéticas dos antecessores, enquanto na reprodução sexuada a fusão de duas células de patrimônio genético diferente forma novos indivíduos diferentes dos antecessores. Essa diferença pode ou não ser vantajosa, mas a seleção natural determinará que os mais vantajosos sejam selecionados.

Reprodução dos vegetais superiores

Esses organismos apresentam distribuídos pelo seu corpo grupos de células de caráter embrionário que formam tufos chamados *gemas*. As principais são as gemas apicais que ficam nas extremidades das plantas, sendo responsáveis pelo seu crescimento em comprimento (crescimento primário), graças à multiplicação e *diferenciação celular*. As gemas axilares ficam nos ângulos formados entre ramos e folhas e respondem pela formação de novas folhas em substituição as que caírem. Tronco e galhos maiores nas dicotiledôneas apresentam abaixo da casca uma camada de células embrionárias (tecido meristemático) que produzem novas camadas de células, responsáveis pelo crescimento secundário (em diâmetro). Outro aspecto interessante nos vegetais superiores é a *desdiferenciação celular*. Graças a ela quando um galho é cortado forma-se na superfície de corte, por desdiferenciação celular, um conglomerado de células embrionárias, chamado *calus*, que por multiplicação e diferenciação acaba formando novo galho. Graças a esse sistema de células embrionárias e aos mecanismos de desdiferenciação e diferenciação celular os vegetais superiores apresentam grande capacidade de se multiplicar assexuadamente. Todos sabem das multiplicações de plantas como a cana de açúcar, as bananeiras, e tantas outras, por mecanismos assexuados.

A reprodução sexuada dos vegetais superiores se faz por um tipo de alternância de gerações, entre a *geração esporófito*, diploide, mais desenvolvida e que pode formar grandes troncos, e a *geração gametófito*, monoploide, encontrada nas flores polinizadas.

Reprodução nos animais superiores

Na natureza é sempre uma reprodução sexuada com fecundação do óvulo (gameta feminino) pelo espermatozoide (gameta masculino). Diferente dos vegetais superiores os animais superiores não possuem grupos de células embrionárias capazes de formar assexuadamente novos órgãos ou novos organismos e raramente apresentam mecanismos de desdiferenciação celular em condições fisiológicas.

Mamíferos: com relação ao seu desenvolvimento embrionário mamíferos podem ser *ovíparos, ovovivíparos e vivíparos..* Em mamíferos mais primitivos o desenvolvimento embrionário ocorre no interior de ovos, de cujas reservas os embriões retiram seus nutrientes, como nas aves. Estão expostos às agressões do meio externo, sendo a proteção determinada pela casca do ovo. Os mamíferos ovíparos se restringem a Oceania e são representados pelo ornitorrinco e pelas equidnas. Nos ovovivíparos os embriões se desenvolvem no interior de ovos que ficam no interior do corpo da mãe. Usam as reservas nutricionais dos ovos, mas tem proteção representada pelo corpo materno. Como os ovos eclodem no interior do oviduto as fêmeas lançam filhotes e não ovos para o meio externo. Encontramos *ovoviparidade*, entre peixes e répteis. A regra entre os mamíferos é a fecundação interna e a viviparidade, sendo o fornecimento nutricional garantido pela placenta. O processo é garantido por uma delicada relação na produção hormonal.

Aborto

Entende-se por aborto ou abortamento a interrupção da gestação antes de completar 22 semanas. Pode ser espontânea ou estimulada. Sob ponto de vista jurídico o aborto voluntário ou provocado é considerado um ato criminoso, independente da idade gestacional, sendo permitido por lei se não houver outro meio de salvar a vida da gestante ou se a gravidez for resultante de estupro e o aborto tiver o consentimento da gestante ou, quando menor ou incapaz, de seu representante legal.

O IBGE divulgou que em 2015, mais de 8,7 milhões de brasileiras, entre 18 e 49 anos, já fizeram pelo menos um aborto na vida, sendo que 1,1 milhões foram provocados. O número é maior entre mulheres pobres e pretas.

Reflexões sobre os aspectos éticos e legais do aborto

Há alguns anos uma notícia, divulgada pela mídia, dando conta de que o Ministério da Saúde iria editar norma considerando desnecessário o boletim de ocorrência como documento para que o médico pudesse realizar o aborto em mulher que se dissesse vítima de estupro pegou todos de surpresa. As reações foram imediatas. O Ministro Nelson Jobim se apressou em declarar que o médico que assim agisse seria enquadrado na lei. Médicos ficavam preocupados com a sua responsabilidade penal e com a possibilidade de que a dispensa do B.O. sem salvaguardas abrisse uma porta para que mulheres que não tivessem sido vítimas de violência sexual assim se declarasse levando o médico a realizar um tipo de aborto proibido por lei. Ocorreram várias manifestações, algumas realmente apaixonadas, mostrando como o assunto é polêmico. As críticas se centravam no argumento de que mulheres estupradas não mentiriam e que havia que se respeitar a autonomia da mulher.

O Código de Ética Médica (CFM – Resolução 1.931/2009) determina:

- *Artigo 14 – É vedado ao médico: "Praticar ou indicar atos médicos desnecessários ou proibidos pela legislação do país".*
- *Artigo 15 – É vedado ao médico: "Descumprir legislação específica nos casos de transplantes de órgãos ou tecidos, esterilização, fecundação artificial e abortamento".*

Portanto, fica muito clara a conduta do médico de respeitar a legislação vigente. Para isso é preciso conhecê-la, até porque *"a ninguém é dado o direito de descumprir a lei sob o argumento de desconhecê-la"*. E o artigo 128 do Código Penal, que trata de crimes contra pessoas, diz que *"não se pune o aborto praticado por médico se: I – não há outro meio de salvar a vida da gestante (Aborto necessário); II – se a gravidez resulta de estupro e o aborto é precedido de consentimento da gestante ou, quando menor ou incapaz, de seu representante legal.*

No caso de *aborto de gravidez resultante de estupro* há um problema fundamental: como saber se realmente houve violência sexual? Até então se entendia que o Boletim de Ocorrência era instrumento suficiente. Assim entendia o Cremesp em seu Manual de orientação para os obstetras. Assim também colocava a Federação Brasileira das Associações de Ginecologia e Obstetrícia (Febrasgo) na página 82, de seu Manual de Orientação sobre "Violência Sexual", de 2004. Portanto, a notícia da dispensa do B.O. pegou todos de surpresa. Passada essa surpresa inicial o Cremesp recebeu a visita de representantes da Comissão do Ministério da Saúde responsável pela elaboração da norma. Aí ficou evidente que a notícia "vazada" para a mídia era incompleta tratando apenas da dispensa do B.O. que, de resto, *nunca foi obrigatório por lei*. Na ocasião os representantes da Comissão procuraram mostrar que o noticiado representava apenas um pequeno detalhe de um programa de *"Prevenção e tratamento dos agravos resultantes da violência sexual"* e que em nada alterava a legislação, que os médicos devem seguir, como preconiza o Código de Ética Médica. Assim, na 4ª Edição dos *Cadernos do Cremesp*, "Ética em Ginecologia e Obstetrícia", Boyacyan e colegas relacionam os *termos e documentos obrigatórios* para interrupção da gravidez por estupro:

- *Termo de Relato Circunstanciado* realizado pela própria gestante, sendo assinado por ela (ou, se incapaz, pelo seu representante legal), e por dois profissionais do serviço que a atendeu.

- *Parecer Técnico*, incluindo cuidadosa anamnese, exame físico geral e ginecológico, avaliação do laudo ultrassonográfico e demais exames que a paciente tenha feito. Paralelamente a paciente será avaliada pela equipe multiprofissional (enfermeira, psicóloga e assistente social) que anotarão seus achados em documentos próprios.

- *Termo de aprovação do procedimento* de interrupção da gravidez decorrente de estupro, em conformidade com o Parecer Técnico, assinado por pelo menos três membros da equipe multiprofissional.

- *Termo de Responsabilidade* assinado pela gestante ou, se incapaz, pelo seu representante legal. Deste termo deverá fazer parte uma advertência expressa dos crimes de falsidade ideológica (artigo 299 do Código Penal) e do aborto (art. 124 do Código Penal) caso se prove não ter havido violência sexual.

- *Termo de Consentimento Livre e Esclarecido*, no qual são explicados em linguagem acessível os riscos e desconfortos dos procedimentos a que será submetida, a forma de acompanhamento e assistência, a garantia do sigilo.

Células-tronco e clonagem

Células-tronco: a diferença básica entre células embrionárias e as células somáticas é que estas últimas ao se multiplicar produzem células com as mesmas características. Células embrionárias produzem células diferentes das células-mãe, com uma potencialidade que pode ser de monopotencialidade, pluripotencialidade ou totipotencialidade, em função de poderem produzir um, muitos ou todos tipos de célula. As primeiras células produzidas pela divisão da célula-ovo certamente são totipotentes já que é a partir delas que serão formados todos os tipos de células do corpo. Na medida em que o embrião vai se desenvolvendo suas células, apesar de embrionárias, vão se diferenciando, algumas no sentido de produzir células musculares, outras formarão células nervosas e assim sucessivamente. Quando o organismo já está completamente formado restarão poucas células que conservam algum caráter embrionário, entre elas as gônadas e os tecidos hematopoiéticos. Mais

Capítulo 13   **75**

recentemente foi demonstrado que, sob algumas condições específicas a desdiferenciação pode ocorrer em células de mamíferos superiores.

Clonagem: Um clone é um conjunto de indivíduos produzidos a partir de processo assexuado e que, por ser derivados das mesmas células, apresentam o mesmo patrimônio genético e as mesmas características. Um tufo de bananeiras, formado a partir de troncos no solo constituem um clone. Nos animais o processo é conseguido por meio da intervenção do Homem. Assim foi produzida a ovelha Dolly, por meio de técnicas de micromanipulação a partir de uma célula ovo da qual foi retirado o núcleo.

Transplantes de tecidos e órgãos

O transplante é um dos maiores avanços da moderna medicina. É também uma daquelas áreas que mais trazem dilemas e polêmicas bioéticas. Até onde vai a beneficência? Não existe maleficência? Estamos querendo assumir a posição de Deus?

Transplantes em humanos podem ser de órgãos ou de tecidos, incluindo medula óssea e sangue. De um modo geral, quando falamos de transplantes estamos nos referindo aos transplantes de uma pessoa para outra, sendo chamados *transplantes singênicos* ou *isotransplantes* quando se fazem entre gêmeos univitelínicos e aí existe total compatibilidade. Situação absolutamente contrária ocorre com o *transplante heterólogo* ou *xenotransplante*, quando o doador é de outra espécie diferente do receptor e o procedimento quase sempre será um fracasso, tendo apenas função de pesquisa com protocolo bem construído e não podendo envolver a espécie humana.

Transplante de tecidos: são bem aceitos. Os benefícios para o receptor superam possíveis riscos e complicações para o doador. Um exemplo pode ser fornecido pelo transplante de medula óssea em casos de aplasia medular. Havendo doador, compatível com o receptor, ele arcará com discretas complicações, como a dor da punção.

Transplante de órgão: aqui há que se diferenciar o transplante de órgão de cadáver do transplante com doador vivo. A doação de órgão de cadáver depende de legislação especial que inclui a determinação da vontade do doador, antes da morte, por documento válido ou, na falta dessa determinação prévia, pela vontade expressa da família. Nesse tipo de transplante é imperativa a necessidade de certeza da morte. Até a década de 1960 a condição necessária para definir a morte era a parada cardíaca. Só depois dela poderia haver a retirada de órgãos para transplante e isso determinava impossibilidade do procedimento na maioria dos casos em função dos processos de autólise tecidual determinados pela falta de irrigação sanguínea. Em 1968, um comitê especializado definiu critérios que definissem morte encefálica, mesmo sem parada circulatória. Os critérios foram:

- Ausência de movimentos induzidos ou espontâneos;
- Ausência de responsividade cerebral;
- Ausência de respiração espontânea;
- Ausência de reflexos do tronco encefálico e tendinosos profundos.

Adicionalmente havia a recomendação de eletroencefalograma isoelétrico, não obrigatório inicialmente. Após 24 horas as avaliações eram repetidas no sentido de comprovar o estado observado no dia anterior. O quadro da morte encefálica se caracteriza por falência total e irreversível das funções encefálicas por um período mínimo de 6 horas. Feito o diagnóstico o médico deve informar à Central de Notificação, Captação e Distribuição de Órgãos do Estado. A notificação é compulsória e independe da vontade da família. Após a notificação a família é informada e consultada sobre a autorização ou não para doação de órgãos.

Um transplante de órgão vital corresponde a um renascer, uma nova oportunidade da vida. A doação é manifestação de solidariedade humana e de amor ao próximo.

Capítulo 14

Medicina e Saúde

Isac Jorge Filho

O que é saúde?

A Organização Mundial de Saúde (OMS) define saúde como *"um estado de completo bem-estar físico, psíquico e social"*. Essa definição deixa claro que não se trata apenas da ausência de doenças, o que leva o conceito a incluir aspectos políticos e ambientais, entre outros. O estudo da saúde permite algumas situações especiais de gênero e idade. Assim tem características particulares a saúde da mulher, do homem, da criança, do adolescente, do adulto e do idoso.

Saúde na constituição federal

- Princípios gerais:
  - "A saúde é direito de todos e dever do Estado, garantido mediante políticas sociais e econômicas que visem à redução do risco de doença e de outros agravos e ao acesso universal igualitário às ações e serviços para sua promoção, proteção e recuperação" (art. 196);
  - "As ações e serviços públicos de saúde integram uma rede regionalizada e hierarquizada e constituem um sistema único, organizado de acordo com as seguintes diretrizes;
  - I – descentralização, com direção única em cada esfera de governo;
  - II – atendimento integral, com prioridade para as atividades preventivas, sem prejuízo dos sistemas assistenciais;
  - III – participação da comunidade;
  - Parágrafo Único. O Sistema Único de Saúde será financiado (...) com recurso do orçamento da seguridade social da União, dos Estados, do Distrito Federal e dos Municípios, além de outras fontes" (art. 198).
- Princípios e diretrizes do SUS (Lei 8080, artigo 7):
  - I - Universalidade de acesso (...);
  - II - Integralidade de assistência (...);
  - III - Preservação da autonomia das pessoas na defesa de sua integridade física e moral;
  - IV - Igualdade da assistência à saúde (...);
  - V – Direito à informação, às pessoas assistidas, sobre sua saúde;

- VI – Divulgação de informações quanto ao potencial dos serviços de saúde e a sua utilização pelo usuário;
- VII – Utilização da epidemiologia para o estabelecimento de prioridades, a alocação de recursos e a orientação programática;
- XII – Capacidade de resolução dos serviços em todos os níveis de assistência.

Vigilância Sanitária (VISA): tem como função a proteção e a promoção da saúde. Foi criada pela Lei Federal nº 8.080/1990. Age também sobre os problemas sanitários do meio ambiente e controla os bens de consumo ligados à saúde e a prestação de serviços relacionados com a saúde. Sua função como órgão regulatório foi definida pela Lei nº 9.782/99 que criou a Agência Nacional de Vigilância Sanitária (Anvisa) e o Sistema Nacional de Vigilância Sanitária (SNVS) que age no âmbito do SUS com o objetivo de prevenir e promover a saúde nos três níveis de governo. Pelo seu "poder de polícia" a Vigilância Sanitária pode fiscalizar, autuar e interditar estabelecimentos de saúde irregulares. É de responsabilidade da Anvisa o controle sanitário das fronteiras, dos portos e dos aeroportos.

Biossegurança

É um conjunto de normas e ações que buscam a prevenção e a proteção do trabalhador no sentido de diminuir os riscos inerentes a seu trabalho. A biossegurança está centrada na prevenção de acidentes de trabalho nos ambientes ocupacionais. Entre outras funções é campo da biossegurança as questões relativas aos organismos geneticamente modificados e as pesquisas com células-tronco embrionárias conforme define a Lei de Biossegurança (Lei nº 11.105/2005). Para dar cumprimento a essa Lei foi criada a *Comissão Técnica Nacional de Biossegurança* composta por profissionais de diferentes ministérios e de indústria biotecnológicas. A Comissão trabalha, entre outros temas, com produtos da engenharia genética como os *alimentos transgênicos*.

Capítulo 15

A Formação na Área da Saúde

Isac Jorge Filho

A formação de profissional na área da saúde, particularmente na medicina, está apoiada em um tripé representado por *cognição, habilidades e atitudes.*

Cognição: certamente é o eixo do tripé mais utilizado nas escolas médicas. São muitas aulas teóricas, seminários, projeções, vídeos e tantos outros recursos.

Habilidades: além do ensino de habilidades em pacientes nas atividades práticas, as faculdades muitas vezes contam com laboratórios de habilidades, com diferentes graus de complexidade. De um modo geral os laboratórios de habilidades mais especializados são restritos em função do alto custo de sua montagem e funcionamento.

Atitudes: sem dúvida é o eixo do tripé que mais diferencia o médico em sua formação. Bons conhecimentos e habilidades proporcionam formação incompleta se não tiverem adequado acompanhamento de raciocínio clínico coerente e atitudes eticamente aceitáveis. A coordenação dessas atividades requer professores experientes e com boa formação. É campo da bioética clínica, área na qual a Medicina se entrelaça com a Bioética.

Residência médica

É um segmento da educação pós-graduada que tem como finalidade a aprendizagem em serviço, sob supervisão de profissionais de elevado nível ético, técnico e científico, inserindo graduados na prática médica e formando especialistas. Na residência médica, acentuam-se e aprofundam-se conhecimentos, habilidades e atitudes desenvolvidos na graduação. Nesta etapa da formação são desenvolvidas competências que diferenciam o especialista. Assim como na graduação a aprendizagem nessa fase é ainda mais acentuadamente ativa. O residente deve se expor a situações diversas, em uma frequência apropriada, complementadas por embasamento teórico. Cabe ao residente desempenhar adequadamente as funções *de médico*, nas vertentes de conhecimento, habilidades e atitudes; *de estudante* que sabe como e onde buscar o conhecimento, selecionando os estudos adequados; *de cidadão* inserido em um contexto, com responsabilidade social; de *educador em saúde*, promovendo a saúde e prevenindo doenças; além de cuidar dos aspectos sociais de sua própria vida. Para tanto deve estudar o *sistema de saúde*, tendo, inclusive, conhecimentos básicos de *economia em saúde*. Saber empregar recursos é meio de preservar a sociedade de riscos e desperdícios. Para aquisição de habilidades e atitudes convenientes há que se contar com infraestrutura física e de recursos humanos apropriados, multiplicidade de ambientes e, principalmente, modelos apropriados.

RESPONSABILIDADES NA RESIDÊNCIA: O preceptor deve ter elevado conhecimento ético, técnico e científico, moral ilibada e capacidade de conter e apoiar as relações humanas conforme introduziu Balint, discutindo " a dinâmica das relações humanas contidas no bojo das situações clínicas trazidas pelos médicos", momento em que "experimentam e reconhecem em si próprios os dinamismos inconscientes a todos os indivíduos e grupos". O preceptor deve se capacitar como educador, apreendendo técnicas de ensino, refletindo sobre sua prática docente, introduzindo modalidades diversificadas e abrangentes de ensino-aprendizagem e de avaliação. É responsabilidade de residentes a autoavaliação e correção de trajetórias, o autoaprendizado. É responsabilidade dele, e também dos preceptores, analisar a evolução desse aprendizado, por meio de avaliação formativa (em um ponto) e somativa (progresso), de forma transparente, bem conhecida ao início dos processos, com retorno ao avaliado. Lembrar que verificação, forma clássica e ainda frequente de analisar conhecimento, diverge de avaliação e é apenas parte do processo. Para ambos espera-se uma instituição ciente de sua missão de formar profissionais, que não utilize a residência médica como mão de obra barata.

A residência médica tem o potencial de qualificar não só os profissionais, mas também o local onde se insere, exigindo condições adequadas de funcionamento, com respeito às regras dispostas, que podem ser modificadas, mas não infringidas.

Por último é preciso lembrar as responsabilidades do Ministério da Educação e do Ministério da Saúde. O primeiro autoriza, acompanha e avalia os locais de formação, constituindo diretrizes nesse sentido, enquanto ao segundo cabe o ordenamento da formação de recursos humanos para a saúde, conforme a Constituição Federal, cabendo a todos contribuir para o zelo do bom encaminhamento desse processo de formação.

Aos gestores compete retribuir de forma apropriada ao binômio preceptor-residente, com plano de carreira e salários compatíveis com as funções, possibilitando o pleno desenvolvimento de ambos, o que certamente contribuirá para uma assistência médica mais qualificada, menos sujeita a questionamentos ético, técnico, científico e humanitário.

Capítulo 16

O Exercício Profissional

Isac Jorge Filho

Paternalismo, autonomia e consentimento

Durante muito tempo a relação entre o médico e seu paciente era absolutamente paternalista. O médico determinava as condutas com aceitação passiva do paciente. É claro que alguns pacientes não aceitavam imposições e geralmente mudavam de médico ou iam procurar outro tipo de orientação. É relativamente recente a ideia de que o médico não pode ter essa autonomia absoluta e que é importante o respeito à autonomia do paciente. É indispensável que este possa, de maneira livre, sem pressões, decidir se deve ou não aceitar o tratamento proposto, especialmente no caso de procedimentos invasivos e de tratamentos novos sujeitos a pesquisa ou com potencial de riscos. Nestas situações o médico deve explicar clara e honestamente os objetivos, riscos e possíveis complicações, sem nenhuma tentativa de induzir a aceitação do procedimento proposto. O ideal é que o paciente receba um formulário de *consentimento livre e esclarecido* após as amplas explicações do médico, leve para casa, onde poderá analisar detidamente o que se propõe, e traga-o de volta, devidamente assinado. O documento não é um salvo conduto para erros e falhas, mas indica com clareza que o paciente foi devidamente informado do procedimento e suas possíveis complicações.

A responsabilidade da prescrição

Prescrever envolve uma responsabilidade que nem sempre tem sido levada em consideração. Estranhamente as complicações decorrentes de uma prescrição não trazem um impacto tão forte na opinião pública, e na dos próprios médicos, quanto aquele determinado pelas complicações que se seguem aos procedimentos cirúrgicos. Talvez por isso os prescritores não levem em conta prováveis efeitos colaterais, interações entre medicamentos, interações entre medicamentos e alimentos, relação custo/benefício e relação risco/benefício. Na prescrição de dietas para terapia nutricional esses cuidados também devem estar presentes. As vias de oferta de alimentos devem seguir uma ordem hierárquica que respeite sua efetividade, seus riscos e seus custos. A decisão de estabelecer terapia nutricional por via exclusivamente parenteral somente será eticamente justificável se a equipe tiver plena condição de entender e agir no sentido de substituir os papéis do intestino e do fígado na seleção qualitativa e quantitativa dos nutrientes que chegarão à corrente sanguínea. Os cirurgiões devem entender que a desnutrição aumenta as taxas de morbidade e mortalidade no pós-operatório. Assim, sempre que for possível, devem reservar o momento operatório para uma situação nutricionalmente mais favorável.

Conflitos de interesses

Nunca é demais repetir que a figura mais importante nas atividades dos médicos e outros profissionais da saúde é o paciente. Nenhum outro interesse pode conflitar com esse objetivo. Nem sempre o que é bom para o médico é bom para o paciente. Nem sempre o que é bom para a indústria é bom para o paciente. No entanto, conflitos de interesse não implicam obrigatoriamente transgressões éticas ou morais. Uma das condições fundamentais para trabalhar com eles de modo ético é declará-los. Por essa razão, em congressos ou outras apresentações públicas o Conselho Federal de Medicina determina que sempre que houver conflito de interesses o apresentador deve explicitá-lo.

Responsabilidade ética nas equipes multiprofissionais

Em amplos setores da medicina o sucesso de um cuidado não vai depender de uma única pessoa, mas de uma equipe bem estruturada. Em determinadas áreas, como na Terapia Intensiva e na Terapia Nutricional, a própria legislação determina, corretamente, a necessidade de equipes multiprofissionais, nas quais médicos, nutricionistas, farmacêuticos, enfermeiros, psicólogos, fisioterapeutas, e outros, devem trabalhar harmonicamente tendo como objetivo único o bem-estar e a recuperação dos pacientes. Problemas éticos e bioéticos devem ser discutidos pelo grupo e as possíveis infrações éticas são de domínio dos Conselhos de Ética das diferentes profissões.

Capítulo 17

Cuidados Paliativos

Isac Jorge Filho

O que são os cuidados paliativos?

Historicamente os cuidados paliativos aparecem ligados aos *hospices*, que desde o século V, eram abrigos utilizados para cuidados com peregrinos e viajantes. O primeiro *hospice* relatado na história foi o do Porto de Roma, onde Fabíola, discípula de São Jerônimo, cuidava de viajantes procedentes da Ásia e da África. Nos *hospices* medievais, pessoas leigas e caridosas cuidavam de doentes, principalmente peregrinos que rumavam a locais religiosos, como o caminho de Santiago de Compostela, já doentes, em busca de curas milagrosas, ou que adoeciam pelo caminho.

O grande nome na história dos cuidados paliativos é o de Cicely Saunders, enfermeira e assistente social do St. Lukes Hospital, de Londres, que dedicou sua vida ao estudo da dor e cuidados a serem dispensados aos doentes terminais. Em 1967, ela funda em Londres o St. Cristopher Hospice e dá início ao Movimento Hospice moderno. Suas palavras, reproduzidas abaixo, definem claramente os princípios dos cuidados paliativos:

> *"ao cuidar de você no momento final da vida, quero que você sinta que me importo pelo fato de você ser você, que me importo até o último momento de sua vida e, faremos tudo que estiver ao nosso alcance, não somente para ajudá-lo a morrer em paz, mas também para você viver até o dia de sua morte."*
>
> Cicely Saunders

No sentido de uniformizar conceitos e objetivos a Organização Mundial de Saúde tem procurado definir cuidado paliativo, sendo mais recente a definição que segue abaixo:

> *"Cuidado paliativo é a abordagem que promove qualidade de vida de pacientes e seus familiares diante de doenças que ameaçam a continuidade da vida, através da prevenção e alívio do sofrimento. Requer a identificação precoce, avaliação e tratamento impecável da dor e outros problemas de natureza física, psicossocial e espiritual".*
>
> OMS, 2002

Em 1986, a Organização Mundial de Saúde estabeleceu os princípios que devem reger o trabalho das equipes multidisciplinares de Cuidados Paliativos, relacionados abaixo (Quadro 17.1) e que foram reafirmados pela própria OMS em 2002.

Quadro 17.1

Princípios dos cuidados paliativos (OMS, 2002)
• Promove o alívio da dor e de outros sintomas estressantes
• Reafirma a vida e vê a morte como processo natural
• Não pretende antecipar nem postergar a morte
• Integra aspectos psicossociais e espirituais ao cuidado
• Oferece um sistema de suporte que auxilie o paciente a viver tão ativamente quanto possível, até a sua morte
• Oferece um sistema de suporte que auxilie a família e entes queridos a sentirem-se amparados durante todo o processo da doença
• Deve ser iniciado o mais precocemente possível, junto a outras medidas de prolongamento da vida, como a quimioterapia e a radioterapia, e incluir todas as investigações necessárias para maior compreensão e manejo dos sintomas

Atividade multiprofissional

Os cuidados paliativos demandam equipes multiprofissionais cujos componentes estejam realmente envolvidos com a nobre tarefa de assistência a um tipo especial de doente, carente de tais cuidados. Médicos, enfermeiros, fisioterapeutas, terapeutas ocupacionais, fonoaudiólogos, assistentes sociais, psicólogos, farmacêuticos, nutricionistas, dentistas e assistentes espirituais são os profissionais mais frequentemente envolvidos nas equipes de cuidados paliativos.

O paciente que necessita de cuidados paliativos requer cuidados de diferentes tipos, desde o combate a dor até os cuidados preventivos com relação à formação de escaras.

Locais de assistência

Pacientes que requerem cuidados paliativos podem ser atendidos em diferentes locais, desde que existam as condições mínimas de assistência. Hospitais, *hospices*, ambulatórios, e até o domicílio, são locais de assistência para cuidados paliativos.

Cuidados paliativos no Brasil

No Brasil é ainda pequeno, mas está crescendo, o número de profissionais interessados em trabalhar com cuidados paliativos. A instalação de *hospices* ainda é embrionária e não tem sido preocupação das autoridades sanitárias. A própria divulgação da atividade tem sido insuficiente. Nesse sentido é marcante a publicação do livro "Cuidado Paliativo", produzido em 2008, pelo Conselho Regional de Medicina do Estado de São Paulo e escrito por componentes do Grupo de Trabalho em Cuidados Paliativos do Cremesp, sob a coordenação do Professor e Conselheiro Reinaldo Ayer de Oliveira. Trata-se de um livro de 690 páginas, distribuído gratuitamente pelo Cremesp aos médicos do Estado de São Paulo, e outros cuidadores interessados no assunto. Oito mil exemplares já foram distribuídos, uma grande colaboração dos médicos paulistas, de cujas anuidades vive, exclusivamente, o Cremesp, para o incentivo da Bioética brasileira.

Quais são os pacientes "terminais"?

O termo "paciente terminal" tem sido usado cada vez menos em função da dificuldade em se definir bem o que seja. Hoje a tendência é falar em "pacientes fora de possibilidades de cura". Para a Associação Espanhola de Cuidados Paliativos os elementos definidores desta condição seriam os apontados no Quadro 17.2.

Quadro 17.2

Condições do paciente fora de possibilidades de cura
• Presença de uma doença avançada, progressiva e incurável
• Falta de possibilidades razoáveis de respostas a tratamento específico
• Presença de inúmeros problemas ou sintomas intensos, múltiplos, multifatoriais e cambiantes
• Grande impacto emocional no paciente, família e equipe de cuidados, estritamente relacionados com a presença, explícita ou não da morte
• Prognóstico de vida inferior a 6 meses

Fonte: Associação Espanhola de Cuidados Paliativos.

Preocupações dos pacientes em final de vida

Quais seriam as maiores preocupações dos pacientes em final de vida? No sentido de responder a essa pergunta Heyland e colaboradores ouviram pacientes e familiares encontrando os dados oferecidos pelo Quadro 17.3.

Quadro 17.3

Maiores preocupações dos pacientes em final de vida – Estudo Canadense sobre pacientes seriamente doentes e seus familiares
• Confiança e confidência nos médicos que cuidam
• Não permanecer vivo em aparelhos quando existe pouca esperança de recuperação
• Que a informação sobre a doença seja comunicada honestamente para você pelo seu médico
• Concluir coisas pendentes e se preparar para o final de vida (revisão de vida, resolução de conflitos, despedir-se)
• Não ser um peso físico e emocional para sua família
• Ao receber alta do hospital, ter um plano claro de cuidados e serviços de saúde disponíveis que o acompanhem em casa
• Alívio dos sintomas
• Saber quem da equipe médica é o responsável pelo seu cuidado
• Que o médico converse sobre as preocupações relacionadas com a doença e o cuidado com a sua família presente
• Ter uma oportunidade de estreitar relações com as pessoas que são importantes para você

Fonte: Heyland et al. CMAJ, 2006.

Capítulo 17 85

A comunicação de más notícias

Não é fácil comunicar ao paciente ou a sua família as notícias ligadas a um prognóstico "fechado". Da mesma forma que não sabe lidar com a perspectiva da morte o médico não sabe lidar com a comunicação ligada a ela. Contar ou não contar? Mentir ou não mentir? Verdade, mentira ou omissão? São perguntas de difícil resposta. As orientações de Hipócrates a seus discípulos se fazia no sentido de esconder a verdade. Isso perdurou por muito tempo. Nos fins do século XIX o Código de Ética dos Estados Unidos era claro: "É, portanto, um dever sagrado... evitar todas as coisas que tem tendência a desencorajar o paciente e a deprimir seu espírito.". Um século depois o mesmo Código preconizava: "O médico deve lidar honestamente com o paciente e seus colegas. O paciente tem direito de saber seu estado clínico, passado e presente, e de ficar livre de quaisquer crenças errôneas relativas à sua condição".

Geralmente as más notícias não são transmitidas ou, pelo menos, não em toda sua extensão, com os objetivos de poupar o paciente de mais uma dor, de tirar-lhe os restos de esperanças e por acreditar que a revelação do prognóstico poderá afetar negativamente a evolução da doença e a colaboração do paciente com o tratamento. Outros motivos podem estar presentes, como entender que a comunicação implicaria admissão de fracasso terapêutico por parte do médico ou temer o tipo de reação emocional do paciente e/ou familiares. Em alguns casos acaba interferindo na não revelação a possibilidade de envolvimentos com os órgãos de ética e da justiça.

Na verdade alguns estudos mostram que a maior parte dos paciente consultados a respeito prefere saber a verdade. É evidente que as situações devem ser particularizadas. É o conhecimento que a equipe tem do paciente que vai apontar o rumo a ser seguido. A comunicação de más notícias tem artigos bem claros e orientadores (Quadro 17.4) no Código de Ética Médica.

Quadro 17.4

A comunicação de más notícias no código de ética médica – Capítulo V: Relação com Paciente e Familiares
É vedado ao médico:
• Artigo 34: "Deixar de informar ao paciente o diagnóstico, o prognóstico, os riscos e os objetivos do tratamento, salvo quando a comunicação direta possa lhe provocar dano, devendo, nesse caso, fazer a comunicação a seu representante legal".
• Artigo 35: "Exagerar a gravidade do diagnóstico ou do prognóstico, complicar a terapêutica ou exceder-se no número de visitas, consultas ou quaisquer outros procedimentos médicos".

Capítulo 18

Reflexões sobre a Morte – Tanatologia

Isac Jorge Filho

Na cultura ocidental há uma grande resistência em se aceitar e até mesmo refletir sobre a morte. Quando se trata de médicos a resistência tem agravante de que, até inconscientemente, cada morte acaba sendo sentida como uma derrota na luta pela vida e pela saúde. No entanto, como diz um velho adágio: "a única coisa que, com certeza, se pode prever para futuro é a morte". Essa resistência em aceitar a morte natural acaba levando o médico a tomar medidas fúteis de manutenção de vida, que nada trazem de positivo para o paciente, para seus familiares e para a comunidade. Essa insistência em aceitar a morte natural, mantendo a vida por cuidados inúteis, em luta perdida contra o fechamento do ciclo natural da vida, constitui a *distanásia* e, sob alguns aspectos, representa um desejo inconsciente de deificação de cada um.

É uma das características da formação médica ocidental aprender a lidar muito com as doenças e pouco com os doentes. Encarar a morte como um fracasso, uma derrota pessoal, motivo de vergonha. Nessa linha, acaba por considerar "casos perdidos", pacientes para os quais não há mais nada a fazer quando, na realidade há, e muito. Nas visitas aos leitos do hospital não é raro que as equipes "pulem" a visita a esses pacientes, exatamente aqueles que mais precisam de apoio.

Tanatologia: "tabu" para os médicos?

Thanatos, na mitologia grega é o deus que representa a morte. Assim, Tanatologia é o estudo da morte, sob os vários aspectos, como o filosófico, o antropológico, o sociológico, o médico, o religioso, o psicológico e o filosófico. Vista, de início, como "ciência da morte" a Tanatologia passou a se dedicar ao estudo e orientações em pacientes em fase terminal de suas doenças e a orientação das famílias e dos profissionais de saúde que lidam de perto com pacientes em fase terminal. Este ramo da Tanatologia, que deixa os limites da morte (tanathos) e penetra profundamente em fase de sofrimento na vida (bios), constitui a Biotanatologia e já conta com profissionais especializados, que incluem trabalho junto às famílias enlutadas, atuação em catástrofes e, até mesmo, suporte a pessoas que, mesmo não tendo perdido entes queridos pela morte, tiveram perdas relevantes que as fazem sofrer. Assim, diferente da Tanatologia, tida como "ciência da morte", a Biotanatologia seria "a ciência da vida vista pela óptica da morte" (D'Assumpção, 2007).

Alguns princípios de Tanatologia deveriam ser discutidos nos cursos médicos. Infelizmente não são. A morte precisa ser encarada como fase da vida, como bem coloca o poeta e humanista hindu Rabindranat Tagore (1861-1941), em seu poema "Pássaros errantes":

"A morte pertence à vida,
como pertence o nascimento.
O caminhar tanto está em levantar o pé
como em pousá-lo no chão".
"Pássaros Errantes"- R. Tagore

Mistanásia – É nessa linha que o morrer deve ser entendido. A morte é um fenômeno natural, exceto em situações inaceitáveis, como na chamada *mistanásia*, conceito criado por Márcio Fabri dos Anjos e que é a morte determinada por problemas socioeconômicos e políticos, como pobreza, violência e exclusão. A mistanásia é relatada com precisão nos versos de João Cabral de Mello Netto.

"E somos Severinos,
iguais em tudo na vida,
morreremos de morte igual,
da mesma morte Severina.
Que é a morte de que se morre
de velhice antes do trinta,
de emboscada antes dos vinte,
de fome um pouco por dia.
de fraqueza e de doença é que a morte Severina
ataca em qualquer idade, e até gente não nascida".
"Morte e Vida Severina" – João Cabral de Mello Netto

Em seus versos, João Cabral de Mello Netto consegue definir a morte intolerável, a morte que não se pode aceitar, seja ela pela violência do trânsito, do crime ou da guerra, seja por fome ou outros problemas socioeconômicos. A cada 3,6 segundos morre uma pessoa de fome em nosso planeta. São 24 mil por dia, na maioria crianças desnutridas. Temos 820 milhões de famintos no mundo, apesar de se produzir uma quantidade de alimentos que daria para suprir todas as necessidades. Jacques Diouf, diretor da FAO, declarou que o combate à fome no mundo foi um fracasso coletivo.

Não, este tipo de morte, evitável, certamente não se pode aceitar. Cada médico, cada cidadão deve levantar sua voz, manifestar sua indignação e fazer o que lhe for possível para que tais mortes não ocorram.

Diferente disso é a morte natural, a *ortotanásia*, que é parte do ciclo de vida, como bem definiu, poeticamente, o já citado Tagore.

Ortotanásia, Eutanásia e Distanásia – Os dias atuais assistem uma luta contra o que se chamou de eutanásia, que seria a morte piedosa. O abreviar do ciclo da vida, de um modo geral, envolve os mesmos enganos encontrados em seu adiamento artificial. Aqui, as medidas fúteis e inúteis de manutenção de uma vida sem qualidade. Na *eutanásia*, a ação ou omissão deliberada, mesmo que bem intencionada e piedosa, no sentido de apressar a morte tem sido objeto de amplas discussões e questionamentos. Eutanásia, em tese geral, e *distanásia*, são os dois lados da mesma moeda, mas tratados de forma diametralmente oposta. Enquanto a distanásia encontra apoios e estímulos, a eutanásia é considerada crime pela Constituição e vedada pelo Código de Ética Médica. Padre Léo Pessini, notável estudioso brasileiro sobre o assunto, nota "um silêncio bibliográfico em relação à distanásia e muita literatura sobre eutanásia" e considera um equívoco nomear qualquer interrupção de tratamento como sendo eutanásia.

O que se propõe no caso de paciente terminal? Aliviar seu sofrimento induzindo morte piedosa (eutanásia) ou manter apenas os seus sinais vitais, com uso de meios agressivos, mas inúteis, mesmo que não haja prognóstico (distanásia)?

Aqui, entra o conceito de ortotanásia, o deixar morrer naturalmente, sem intervenções agressivas e inúteis, mas cercando o paciente de cuidados especiais que lhe permitam um morrer digno e sem sofrimento. A resposta à pergunta acima é encontrada nos "cuidados paliativos", definidos pela Organização Mundial de Saúde, em 2002, como sendo "a abordagem que promove qualidade de vida de pacientes e seus familiares diante de doenças que ameaçam a continuidade da vida, através de prevenção e alívio do sofrimento. Requer a identificação precoce, avaliação e tratamento impecável da dor e outros problemas de natureza física, psicossocial e espiritual". É atividade multiprofissional que exige intenso trabalho de profissionais ligados a área da saúde, incluindo assistência espiritual. A visão holística do ser humano nos cuidados paliativos busca "cuidar" quando já não é mais possível "curar". A Medicina Paliativa é atividade que cresce no mundo todo, já se constituindo especialidade reconhecida na Inglaterra desde 1987, e não se restringem aos casos de terminalidade de vida.

Infelizmente, existe confusão em alguns setores com relação a ortotanásia, confundindo-a com a eutanásia em seu sentido criminal e considerando atitude passível de processo a restrição de recursos artificiais, por mais inúteis que sabidamente sejam. Pressionado por esse ponto de vista o médico acaba por insistir em medidas fúteis, mesmo que elas não tragam benefícios para o paciente e seus familiares. A indicação de início e de suspensão de medidas médicas deveria ser de decisão médica. Quem vai tomá-la equilibradamente sem segurança de que, mesmo fazendo o correto, não será punido por isso? E fica aí um círculo vicioso que mantém medidas sem valor prático, na esperança de milagres. O Conselho Federal de Medicina buscou dar ao médico segurança e tranquilidade para, diante de pacientes em terminalidade de vida, sem prognóstico e sem esperança, se abster das medidas fúteis, sempre após discussão e acordo com paciente (se for possível) e familiares (CFM, 2009). Foi um grande avanço, infelizmente derrubado pela visão equivocada de que essa atitude configuraria eutanásia e, portanto seria criminosa. Nenhum médico de boa formação teria a irresponsabilidade de suspender medidas realmente úteis, mas nenhum médico deseja que seu comportamento correto em termos científicos e humanísticos seja considerado um crime. Há necessidade de uma legislação clara que procure analisar estas situações de forma isenta, tendo como medida a dignidade do ser humano.

Se todos nós vamos morrer, o que pode ser feito?

Cada vez mais, hospitais e Unidades de Terapia Intensiva vão se tornando locais de uma luta desigual contra a morte em "pacientes fora de perspectivas de cura". É interessante observar que o médico se envolve emocionalmente a ponto de considerar que não há mais nada a fazer, mas paradoxalmente mantém o paciente em estado vegetativo ou perto disso, utilizando tecnologia sofisticada, com medidas absolutamente inúteis e fúteis. É a chamada distanásia, definida por Leonard M. Martin *como "A tecnologia médica usada para prolongar penosa e inutilmente o processo de agonizar e morrer"* (Martin LM, 1993).

A essa conduta tecnicista se contrapõe a busca da ortotanásia que o mesmo Martin assim define: "A ortotanásia procura respeitar o bem estar global da pessoa e abre pistas para as pessoas de boa vontade garantir, para todos, dignidade no seu viver e no seu morrer".

Já que evitar a morte é tarefa impossível, o que se pode fazer para que ela seja menos penosa?

Um estudo feito em Toronto aponta o que caracterizaria uma "boa" morte:

- Alívio da dor e sintomas (sofrimento);
- Evitar o prolongamento do morrer;

- Ter um senso de controle (autonomia);
- Não ser um peso para os outros (dependência);
- Fortalecer as relações com os entes queridos.

É desse ponto de vista que estão sendo cada vez mais valorizados os chamados cuidados paliativos. Em outubro de 2005, a Associação Médica Mundial incluiu esses cuidados como parte do Direito à Dignidade do Paciente (Quadro 18.1).

Quadro 18.1

Direitos do paciente à dignidade
• A dignidade do paciente e o direito à sua privacidade serão sempre respeitados, quer seja na educação, em saúde ou na prestação de cuidados médicos, bem como sua cultura e valores.
• O paciente tem direito a ter seu sofrimento aliviado segundo o estado atual do conhecimento
• O paciente tem direito a cuidados terminais humanos e a ser assistido de formas a tornar ou morrer tão digno e confortável quanto seja possível.

Fonte: Declaração sobre Direitos do Paciente, Associação Médica Mundial – Santiago do Chile, 2005.

A luta por esses direitos está muito ligada aos trabalhos iniciais do Conselho Regional de Medicina do Estado de São Paulo, ampliados pelo Conselho Federal de Medicina. É do trabalho da Câmara Técnica sobre Terminalidade de Vida, do CFM, que o Código de Ética Médica em vigor estabelece o papel dos médicos (Quadro 18.2).

Quadro 18.2

Artigo 41 do código de ética médica
É vedado ao médico:
• Artigo 41: Abreviar a vida do paciente, ainda que a pedido deste ou de seu representante legal.
• Parágrafo único: Nos casos de doença incurável e terminal, deve o médico oferecer todos os cuidados paliativos disponíveis sem empreender ações diagnósticas ou terapêuticas inúteis ou obstinadas, levando sempre em consideração a vontade expressa do paciente ou, na sua impossibilidade, a de seu representante legal.

Fonte: CFM, 2009.

Referências bibliográficas

1. Alves R. O médico. Campinas: Papirus, 2002.
2. D'Assumpção EA. Os que partem, os que ficam: a morte não é problema para os que partem, e sim para os que ficam. Oitava Edição. Belo Horizonte: FUMARC, 2007.
3. Conselho Federal de Medicina. Resolução CFM nº 1.931, de 17 de setembro de 2009.
4. Jorge-Filho I. Bioética e Cirurgia – In: Jorge-Filho I - Cirurgia Geral: Pré e Pós-Operatório- 2ª Ed.-p.879-886. Cap. 88 - Editora Atheneu – São Paulo-Rio de janeiro – Belo Horizonte, 2012.
5. Jorge-Filho I. Cuidados paliativos – In: Jorge-Filho I- Cirurgia Geral: Pré e Pós-Operatório- 2ª Ed.-p.887-892. Cap.87 - Editora Atheneu – São Paulo-Rio de janeiro – Belo Horizonte, 2012.
6. Martin LM. A ética médica diante do paciente terminal. Aparecida (SP): Editora Santuário, 1993.
7. Nuland S. Como Morremos, Rio de Janeiro, Rocco, 1995
8. Pessini L. Eutanásia: por que abreviar a vida? São Paulo: Editora do Centro Universitário São Camilo. Edições Loyola, 2004.

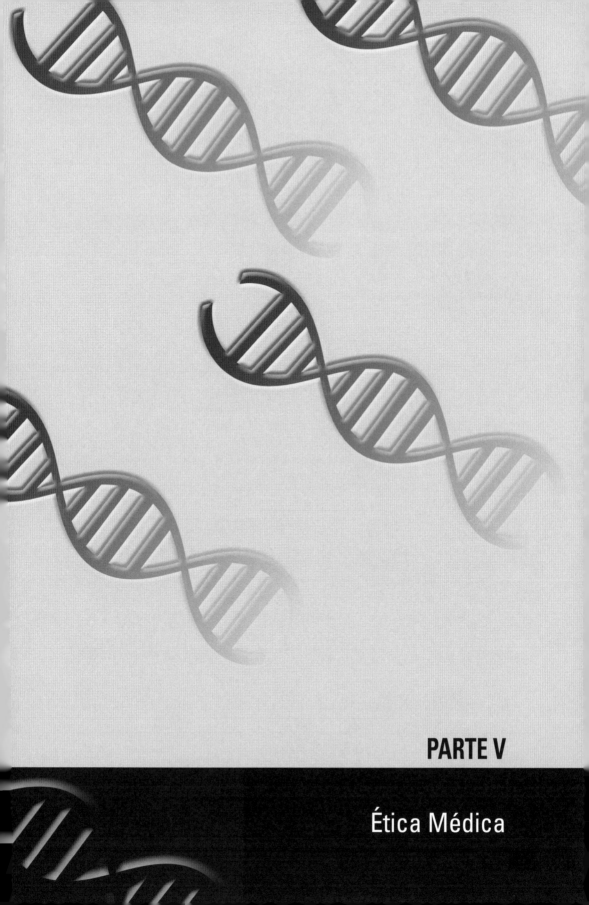

PARTE V

Ética Médica

92

Capítulo 19
Reflexões sobre os Compromissos e os Deveres de Conduta dos Médicos

Isac Jorge Filho
Maria do Patrocínio Tenório Nunes

A Medicina é uma profissão/arte milenar. O médico de hoje tem a obrigação de honrá-la e para isso deve, com honestidade e sinceridade, assumir compromissos de cumprir integralmente seus deveres.

Os compromissos do médico

Ao se formar, cada médico deve assumir a responsabilidade de exercer a profissão em função das necessidades de saúde e bem estar de seus pacientes, o que é feito de três maneiras: os juramentos, as orações, os códigos ético-profissionais.

Juramentos

São compromissos que o médico assume publicamente prometendo exercício ético de uma Medicina voltada para o paciente. No Brasil, de um modo, o juramento é feito durante as festas de formatura e, lamentavelmente, em muitas Faculdades de Medicina, se acompanha de manifestações impróprias para uma solenidade tão séria e importante, ocorrendo ao som de cornetas e "torcidas", como as de futebol e em ambiente carnavalesco. O Juramento de Hipócrates (Quadro 19.1) é lido por um graduando e repetido mecanicamente pela turma, sem que se preste muita atenção aos compromissos que estão sendo assumidos. É como se rezasse sem fé. Temos proposto, sem sucesso, que a sagrada cerimônia do Juramento seja feita em momento de reflexão, separado das comemorações festivas.

Hipócrates: nasceu na Ilha de Cós, no século V. Viveu de 460 a.C. a 377 a.C. É considerado o "Pai da Medicina" e deu início a Era Moderna da Medicina, caracterizada por:
- Estudo das causas naturais das doenças.
- A teoria dos humores, que preconiza que o organismo é formado pela combinação de quatro humores: a bile amarela, a bile negra, a fleuma e o sangue.
- Abandona espíritos malignos e demônios como causas das doenças e busca explicações na natureza, no próprio organismo.
- Rechaça a origem demoníaca da doença. Tudo é divino e humano.
- Estuda, classifica e descreve os sintomas, mas observa mais que examina.
- Aplica o conhecimento científico no estudo das doenças.

- Codifica a Medicina. A coletânea, denominada *"Corpus hippocraticum"*, composta de 60 livros e inicialmente colocada como produção exclusiva de Hipócrates na realidade parece ter sido um esforço coletivo de muitos autores gregos englobando uma grande diversidade filosófica e de cuidados médicos. Vários dos autores eram discípulos ou seguidores de Hipócrates.

Quadro 19.1

O juramento de Hipócrates (versão 1771)

"Eu juro, por Apolo médico, por Esculápio, Higéia e Panaceia, e tomo por testemunhas todos os deuses e todas as deusas, cumprir segundo meu poder em minha razão, a promessa que se segue:

- Estimar, tanto quanto a meus pais, aquele que me ensinou esta arte.

- Fazer vida comum e, se necessário for, com ele partilhar meus bens.

- Ter seus filhos por meus próprios irmãos.

- Ensinar-lhes esta arte, se eles estiverem necessidade de aprendê-la, sem remuneração e nem compromisso escrito.

- Fazer participar dos preceitos, das lições, e de todo o resto do ensino, meus filhos, hoje meu mestre e os discípulos inscritos segundo os regulamentos da profissão, porém, só a estes.

- Aplicarei os regimes para o bem do doente segundo o meu poder e entendimento, nunca para causar dano ou mal a alguém.

- A ninguém darei por comprazer nem remédio mortal nem um conselho que induza a perda. Do mesmo modo não darei a nenhuma mulher uma substância abortiva.

- Conservarei imaculada minha vida e minha arte.

- Não praticarei a talha, mesmo sobre um calculoso confirmado, deixarei essa operação para aos práticos que disso cuidam.

- Em toda casa, aí entrarei para o bem dos doentes, mantendo-me longe de todo o dano voluntário e de toda a sedução sobretudo dos prazeres do amor, com as mulheres ou com os homens livres ou escravizados.

- Àquilo que no exercício ou fora do exercício da profissão e no convívio da sociedade, eu tiver visto ou ouvido, que não seja preciso divulgar, eu conservarei inteiramente secreto.

Se eu cumprir este juramento com fidelidade, que me seja dado gozar felizmente da vida e da minha profissão, honrado para sempre entre os homens; se eu dele me afastar ou infringir, o contrário aconteça".

Apesar de algumas opiniões discordantes, acredita-se que o próprio Hipócrates tenha sido o autor do juramento. Escrito em grego jônico (século V a.C.) o texto original foi traduzido em Lausane, em 1771, e é utilizado até hoje, inclusive no Brasil. Esse texto original é mais valioso pelos seus aspectos filosóficos já que faz referência a muitas situações absolutamente superadas pela evolução da Medicina. Buscando aproximá-lo da realidade atual seu texto sofreu adaptações em 1948, na Declaração de Genebra, em 1968 e em 1983, buscando aproximá-lo mais da realidade científica e social dos tempos atuais.

Orações

Tão importantes quanto os compromissos feitos publicamente no juramento as orações são compromissos que o Médico deve fazer consigo mesmo, interiormente. A mais conhecida é a clássica Oração de Maimônides, que reproduzimos neste capítulo (Quadro 19.2).

Quadro 19.2

Oração do médico (Maimônides)
• *"Ó Deus, Tu formaste o corpo do homem com infinita bondade; Tu reuniste nele inumeráveis forças que trabalham incessantemente como tantos instrumentos, de modo a preservar em sua integridade esta linda casa que contém sua alma imortal, e estas forças agem com toda a ordem, concordância e harmonia imagináveis. Porém, se a fraqueza ou paixão violenta perturba essa harmonia, estas forças agem uma contra as outras e o corpo retorna ao pó de onde veio. Tu enviaste ao homem Teus mensageiros, as doenças, que anunciam a aproximação do perigo, e ordenas que ele se prepare para superá-las.*
• *"A Eterna Providência designou-me para cuidar da vida e da saúde de Tuas criaturas. Que o amor à minha arte aja em mim o tempo todo, que nunca a avareza, a mesquinhez, nem a sede pela glória ou por uma grande reputação estejam em minha mente; pois, inimigos da verdade e da filantropia, eles poderiam facilmente enganar-me e fazer-me esquecer meu elevado objetivo de fazer o bem a teus filhos.*
• *Concede-me força de coração e de mente, para que ambos possam estar prontos a servir os ricos e os pobres, os bons e os perversos, amigos e inimigos, e que eu jamais enxergue em um paciente algo além de um irmão que sofre. Se médicos mais instruídos que eu desejarem me aconselhar, inspira-me com confiança e obediência para reconhecê-los, pois notável é o estudo da ciência. A ninguém é dado ver por si mesmo tudo aquilo que os outros veem.*
• *Que eu seja moderado em tudo, exceto no conhecimento desta ciência; quanto a isso, que eu seja insaciável; concede-me a força e a oportunidade de sempre corrigir o que já adquiri, sempre para ampliar seu domínio; pois o conhecimento é ilimitado e o espírito do homem também pode se ampliar infinitamente, todos os dias, para enriquecer-se com novas aquisições. Hoje ele pode descobrir seus erros de ontem, e amanhã pode obter nova luz sobre aquilo que pensa hoje sobre si mesmo.*
• *Deus, Tu me designaste para cuidar da vida e da morte de Tua criatura; aqui estou, pronto para minha vocação."*

Fonte: Moses Ben Maimon; 1.135-1.204.

Maimônides: Moses Ben Maimon (Maimônides) viveu de 1135 a 1204. Médico, poeta e humanista trabalhou durante o período áureo da chamada *Medicina Arabesca,* que acompanhou o crescimento do domínio islâmico, inicialmente pela península arábica, conquistando em seguida a península ibérica, por meio do Estreito de Gibraltar. No auge de seu crescimento incluiu grandes partes da Europa, da Ásia e do norte da África. Esse mundo islâmico era dividido em dois califados, o oriental, com capital em Bagdá, e o ocidental, com capital em Córdoba. Na História da Medicina o grande mérito desse período foi ocupar o lugar da Europa, que passava por um período de trevas, com a destruição e queima de bibliotecas e livros e perseguições às lideranças culturais, incluindo médicos. Paralela e sincronicamente ao período de obscurantismo europeu se desenvolvia o mundo islâmico, importando os avanços da medicina ocidental, aos quais acrescentou muito em diferentes áreas, incluindo a Cirurgia, a Oftalmologia, a Farmácia, as instituições hospitalares e

Capítulo 19 95

a preocupação com os aspectos éticos da Medicina. Historicamente chama atenção a tolerância cultural e respeito com os chamados "povos do Livro". O "Livro" era a Bíblia Sagrada em seu velho Testamento e os "povos do Livro" eram os cristãos e os judeus. É somente dentro dessa atmosfera de respeito que se pode entender que Ben Maimon, judeu, pudesse ter as oportunidades e o prestígio que teve em Córdoba. Mais emblemático ainda é o fato de que, após ter problemas com o governo do Califado Ocidental, ele tenha sido convidado a se mudar para Marrocos, onde foi médico particular de Saladino, o chefe militar muçulmano. Era a Medicina, por meio de um de seus grandes nomes, sobrepujando diferenças culturais e religiosas. A Oração de Maimônides é o modelo de compromisso pessoal do Médico. É fundamental repeti-la periodicamente. De cada Médico o que a sociedade espera é que tenha, ao longo de sua vida, o comportamento e as ações envolvidos nesta Oração, justificando plenamente o porquê de alguém, que exerceu sua profissão na Idade Média, continuar vivo no coração dos verdadeiros Médicos (Jorge-Filho I, 2012).

Códigos profissionais

Historicamente, o *Código de Hammurabi*, promulgado no século 18 a.C., foi o primeiro documento a ser considerado como um código profissional. Cunhado em rocha negra, ele era um código geral para a sociedade. Seu Capítulo 13 estava destinado a médicos, veterinários, arquitetos e bateleiros com artigos relativos ao exercício profissional. O Quadro 19.3 mostra artigos ligados ao exercício da Medicina.

Quadro 19.3

Capítulo 13 do código de Hammurabi (Sec.18 a.C.)
• 215 – *Se um médico trata alguém de uma grave ferida com a lanceta de bronze e o cura ou se ele abre a alguém uma incisão com a lanceta de bronze e o olho é salvo, deverá receber dez siclos**.
• 216 – *Se é um liberto, ele receberá cinco siclos.*
• 217 – *Se é o escravo de alguém, o seu proprietário deverá dar ao médico dois siclos.*
• 218 – *Se um médico trata alguém de uma grave ferida com a lanceta de bronze e o mata ou lhe abre uma incisão com a lanceta de bronze e o olho fica perdido, se lhe deverão cortar as mãos.*
• 219 – *Se o médico trata o escravo de um liberto de uma ferida grave com a lanceta de bronze e o mata, deverá dar escravo por escravo.*
• 220 – *Se ele abriu a sua incisão com a lanceta de bronze e o olho fica perdido, deverá pagar metade de seu preço.*
• 221 – *Se um médico restabelece o osso quebrado de alguém ou as partes moles doentes, o doente deverá dar ao médico cinco siclos.*
• 222 – *Se é um liberto, deverá dar três siclos.*
• 223 – *Se é um escravo, o dono deverá dar ao médico dois siclos.*

* 1 Siclo valeria hoje 19 reais.

Em 1946, sob o impacto dos horrores da segunda guerra mundial foi promulgado o *Código ou Declaração de Nuremberg*, um conjunto de normas ligado a experimentos envolvendo seres humanos, cujo texto é apresentado como leitura especial no final deste livro.

Em setembro de 1948, na Suíça, a Associação Médica Mundial decidiu adotar a *Declaração de Genebra*, um código de princípios para a atividade médica (Quadro 19.4).

Quadro 19.4

Declaração de Genebra (1948)
Na hora de ser admitido como um membro da profissão médica:
• Eu, solenemente, juro consagrar minha vida a serviço da Humanidade
• Darei como reconhecimento a meus mestres, meu respeito e minha gratidão
• Praticarei a minha profissão com consciência e dignidade
• A saúde dos meus pacientes será a minha primeira preocupação
• Manterei, a todo custo, no máximo possível, a honra e tradição da profissão médica
• Meus colegas serão meus irmãos

Em outubro de 1949 a 3ª Assembleia Geral da Associação Médica Mundial, reunida em Londres adotou o Código Internacional de Ética Médica (Quadro 19.5).

Quadro 19.5

Código internacional de ética médica – Associação Médica Mundial – 1949
• Deveres do médico em geral:
- O médico deve manter sempre o mais alto nível profissional de conduta
- O médico deve exercer sua profissão sem influência de outrem
- As seguintes práticas são consideradas como falta de ética:
a) *qualquer propaganda de sua pessoa, exceto aquelas devidamente autorizadas pelo Código Nacional de Ética;*
b) *colaborar em qualquer forma de serviços médicos, nos quais não tenha independência profissional;*
c) *receber qualquer pagamento em conexão com serviços prestados a um paciente, além de sua remuneração profissional, mesmo com o seu consentimento.*
- Qualquer ato ou conselho que possa enfraquecer física ou moralmente a resistência do ser humano só poderá ser admitido em seu próprio benefício.
- A um médico é aconselhável usar de grande precaução em divulgar descobertas ou novas técnicas de tratamento.
• Deveres do médico para com seus colegas:
- O médico deveria ver seus colegas da mesma maneira que gostaria que eles o vissem.
- O médico não deverá atrair pacientes dos seus colegas.
- O médico deverá observar os princípios da "Declaração de Genebra", aprovados pela Associação Médica Mundial.
• Deveres do médico para com o paciente:
- O médico deve ter sempre presente o cuidado de conservar a vida humana.
- O médico deve a seu paciente completa lealdade e empregar em seu favor todos os recursos da ciência.
- Quando um exame ou tratamento estiver além de sua capacidade, deverá ele convidar outro médico que tenha a necessária habilidade para realizá-lo.
- O médico deverá manter segredo absoluto sobre tudo que sabe de um paciente, dada a confiança que nele depositou.
- O Médico deve prestar cuidados de emergência como um dever humanitário, a menos que esteja certo de que haja outras pessoas capacitadas a prestarem tais cuidados.

Capítulo 19

O código de ética médica

Códigos de ética no Brasil: o primeiro Código de Ética Médica utilizado no Brasil foi uma tradução do código adotado pela Associação Médica Americana e traduzido em 1867, em Salvador (Gazeta Médica da Bahia, 1867). Em 1929, foi publicado no "Boletim do Sindicato Médico Brasileiro" a tradução do "Código de Moral Médica", aprovado no VI Congresso Médico Latino-Americano (Sindicato Médico Brasileiro, 1929). Em 1931, no I Congresso Médico Sindicalista é aprovado o "Código de Deontologia Médica", o primeiro realmente brasileiro. Em 24 de outubro de 1945, no IV Congresso Sindicalista Médico Brasileiro foi aprovado o *Código de Deontologia Médica,* oficializado como Anexo pelo Decreto-Lei No. 7.955 de 13 de setembro de 1945, mas revogado pela Lei No. 3.268 de 30 de setembro de 1957, que criou os Conselhos de Medicina. Seu artigo 30 determinava, em confronto com o Decreto-Lei nº 7.955, que, até que o Conselho Federal de Medicina elaborasse seu próprio Código, ficava vigorando o "Código de Ética da Associação Médica Brasileira", aprovado pela IV Reunião do Conselho Deliberativo da AMB em 30 de janeiro de 1953, no Rio de Janeiro (AMB, 1953). Em 24 de setembro de 1964, foi aprovado o primeiro *Código de Ética do Conselho Federal de Medicina*, publicado no Diário Oficial da União em 11 de janeiro de 1965. Em 13 de abril de 1984 a Resolução CFM nº 1.154/84, publicada no D.O.U. de 25.05.1984, cria um novo *Código Brasileiro de Deontologia Médica.* Em 1988, a Resolução CFM nº 1.246/88, publicada no D.O.U. de 26/01/88, edita um novo *Código de* Ética Médica, revogando as versões anteriores de 1965 e 1984, sendo aplicado até sua substituição, em 13 de abril de 2010, pela versão revisada, de acordo com a Resolução CFM 1.931/09. (Quadro 19.6)

Quadro 19.6

Os códigos de ética médica no Brasil
• 1867 – Tradução para o português do Código de Ética da Associação Médica Americana em Salvador (BA)
• 1929 – Código de Moral Médica
• 1931 – Código de Deontologia Médica
• 1945 – Código de Deontologia Médica
• 1953 – Código de Ética da Associação Médica Brasileira
• 1965 – Código de Ética Médica
• 1984 – Código Brasileiro de Deontologia Médica
• 1988 – Código de Ética Médica
• 2009 – Código de Ética Médica Revisado (em vigor)

Fonte: Cremesp, 2010.

Código de ética em vigor: tem 25 princípios fundamentais do exercício da Medicina, 10 normas diceológicas (direitos), 118 normas deontológicas (deveres) e 5 disposições gerais. Reforça a importância da autonomia e da relação médico-paciente e apresenta novos artigos relacionados com dilemas bioéticos, avanços tecnológicos, atividades docentes, de pesquisa e administrativas (Figura 19.1) Pode ser visto na íntegra nos sítios www.cfm.org.br ou http://www.portalmédico.org.br/novoportal/index5.asp.

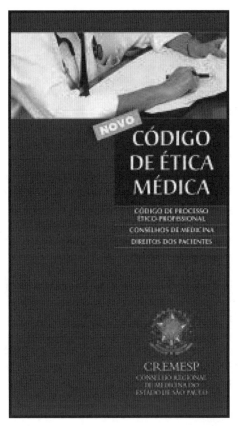

Figura 19.1 – Código de ética médica – versão de 2009.

Viajando pelo código de ética médica

Cada médico deve periodicamente fazer uma viagem pelo Código de Ética Médica. Isso lhe permitirá recordar que a Medicina deve ser exercida a serviço da saúde do ser humano e da coletividade, sem nenhum tipo de discriminação, sendo o alvo de toda atenção a saúde daquele ser, empregando para esse fim o melhor da sua capacidade profissional e agindo com absoluto zelo, aprimorando continuamente seus conhecimentos e usando o melhor do progresso científico em benefício do paciente, mantendo sigilo quanto às informações confidenciais de que tiver conhecimento no desempenho de suas funções. Seu trabalho não pode ser explorado por terceiros, com objetivos de lucro, finalidade política ou religiosa, não podendo a Medicina, em qualquer circunstância, ou sob qualquer forma ou pretexto, ser exercida como comércio. Nesta viagem pelo Código de Ética passamos por várias "estações" e entre elas selecionamos:

Os compromissos do médico com a saúde da comunidade e com o meio ambiente

Cada médico deve empenhar-se para melhorar as condições de saúde e os padrões dos serviços médicos, assumindo sua parcela cidadã de responsabilidade em relação à saúde pública, à educação sanitária e à legislação referente à saúde, mesmo que não trabalhe diretamente e profissionalmente no sistema público de saúde. Não pode deixar de esclarecer o paciente sobre as determinantes sociais, ambientais ou profissionais de sua doença. Quando em função de direção tem o dever de assegurar as condições mínimas para o desempenho ético-profissional da

Medicina. Mas é também dever do médico preocupar-se com o trabalho das pessoas na comunidade, buscando a melhor adequação do trabalho ao ser humano e a eliminação ou controle dos riscos inerentes ao trabalho, devendo denunciar às autoridades competentes quaisquer formas de poluição ou deterioração do meio ambiente, prejudiciais à saúde e à vida. Além disso, não pode o médico deixar de esclarecer o trabalhador sobre condições de trabalho que ponham em risco sua saúde, devendo também comunicar o fato aos responsáveis pelo trabalho, às autoridades e ao Conselho Regional de Medicina de seu Estado.

A responsabilidade profissional

O médico deve se preparar continuamente para que tenha perícia em seus atos, nunca ser imprudente executando atos indevidos e deixando de executar ações necessárias para o tratamento do paciente, não sendo, assim, negligente. Não pode delegar a outros profissionais atos ou atribuições exclusivos da profissão médica, devendo assumir responsabilidade sobre o procedimento médico que indicou ou participou, mesmo que outros médicos tenham concomitantemente assistido o paciente. Dessa responsabilidade o médico não pode se isentar, mesmo que o procedimento realizado tenha sido solicitado ou consentido pelo paciente ou por seu representante legal. Por outro lado, não pode assumir responsabilidade por ato médico que não praticou ou do qual não tenha efetivamente participado ou acumpliciar-se com os que exercem a Medicina ilegalmente ou com profissionais ou instituições médicas que pratiquem atos ilícitos. É antiético emitir receitas ou atestados de forma secreta, codificada ou ilegível, assim como assinar em branco folhas de receituários, laudos médicos, atestados ou quaisquer outros documentos médicos. O médico não pode deixar de cumprir a legislação do país, mormente aquela ligada às atividades médicas, não podendo deixar de colaborar com as autoridades sanitárias ou infringir a legislação pertinente. Não pode o profissional praticar atos médicos desnecessários ou proibidos pela legislação, deixar de cumprir as leis específicas nos casos de transplantes de órgãos ou tecidos, esterilização, fecundação artificial e abortamento.

Publicidade e pesquisa médica

Nunca é demais enfatizar que a atividade médica não pode ter conotações comerciais. Não se divulga um médico como um cantor ou artista de televisão, não se divulga um novo procedimento como uma nova cerveja ou um novo automóvel. A divulgação médica tem normas bastante claras, impedindo que a participação do profissional deixe de ter caráter exclusivo de esclarecimento e educação da coletividade, proibindo conotação sensacionalista, promocional ou de conteúdo inverídico, e impedindo ainda que o médico faça consultas, diagnósticos ou prescrições, por intermédio de qualquer veículo de comunicação em massa, e que participe de anúncios de empresas comerciais de qualquer natureza, valendo-se da profissão. Na mesma linha, não pode o médico divulgar, fora do meio científico, processo de tratamento ou descoberta cujo valor ainda não esteja expressamente reconhecido por órgão competente, anunciar títulos científicos que não possa comprovar ou especialidade para a qual não esteja qualificado, apresentar como originais quaisquer ideias, descobertas e ilustrações que na realidade não o sejam e falsear dados estatísticos ou deturpar sua interpretação científica. Alguns dos médicos denunciados com relação à divulgação tentam justificar alegando que estão realizando uma pesquisa médica. É bom que saibam que pesquisa médica requer protocolo aprovado pelas instituições reguladoras e fiscalizadoras da pesquisa no país (CEP e CONEP) e, no caso de aprovação, é obrigatório o consentimento assinado pelo paciente após amplo esclarecimento quanto à natureza e as consequências da pesquisa. Como complemento, vale lembrar que é vedado ao médico usar experimentalmente qualquer tipo de terapêutica ainda não liberada para uso no país, sem autorização dos órgãos competentes e sem o consentimento do paciente ou de seu responsável legal, devidamente informados da situação e das possíveis consequências. É também importante saber que quem autoriza a realização de pesquisas não é a comissão de ética médica da instituição, mas, sim, o comitê de ética em pesquisa.

Sabidamente, a Medicina é uma profissão de meios, com o compromisso do máximo de zelo e o melhor da capacidade profissional de cada médico. No entanto, não é infrequente a promessa de resultados brilhantes, sem referências aos riscos e possíveis complicações do procedimento propagado. Nestas situações, quando aparecem resultados diferentes dos prometidos fica difícil, para o médico que fez as promessas, justificá-los, sobrevindo daí as denúncias. Com relação a esse fato, infelizmente cada vez mais frequente, vale a pena lembrar o desserviço que prestam à profissão os que agem assim, já que na esfera judiciária tais promessas levam alguns juízes a entender a Medicina como profissão de resultados e não de meios. Por outro lado, quando as complicações aparecem caberá ao médico provar que agiu com zelo e que é qualificado e atualizado para realizar o procedimento que executou.

A responsabilidade da prescrição

Prescrever envolve uma responsabilidade que nem sempre tem sido levada em consideração. Estranhamente as complicações decorrentes de uma prescrição não trazem um impacto tão forte na opinião pública, e na dos próprios médicos, quanto o determinado pelas complicações que se seguem aos procedimentos cirúrgicos. Talvez por isso os prescritores não levem em conta prováveis efeitos colaterais, interações entre medicamentos, interações entre medicamentos e alimentos, relação custo/benefício, relação risco/benefício. Na prescrição de dietas para terapia nutricional esses cuidados também devem estar presentes. As vias de oferta de alimentos devem seguir uma ordem hierárquica que respeite sua efetividade, seus riscos e seus custos. A decisão de estabelecer terapia nutricional por via exclusivamente parenteral somente será eticamente justificável se a equipe tiver plena condição de entender e agir no sentido de substituir os papéis do intestino e do fígado na seleção qualitativa e quantitativa dos nutrientes que chegarão à corrente sanguínea. Os cirurgiões devem entender que a desnutrição aumenta as taxas de morbidade e mortalidade no pós-operatório. Assim, sempre que for possível, devem reservar o momento operatório para uma situação nutricionalmente mais favorável.

Os deveres de conduta do médico

A conduta médica implica uma série de deveres, estando os principais relacionados abaixo.

Dever de conduta ética: o comportamento do médico deve ser absolutamente ético, de compromisso com o paciente antes de tudo. O Código de Ética Médica baliza esse comportamento.

Dever de formação: trata-se de um dever que pode ser visto sob dois aspectos: o de quem aprende e o de quem ensina. É importante que o universitário, de medicina e outras áreas da saúde, tenha noção de sua responsabilidade no sentido de ter formação adequada. Essa responsabilidade não costuma ser cobrada, ficando a formação ligada ao *"passar de ano"*. É preciso que os alunos sejam cobrados a muito mais que isso. É fundamental que os cursos de formação incluam equipe especializada em avaliação, que conheça bem os objetivos do curso e o que é necessário para formar uma pessoa que vai prestar atendimento à saúde, e que esteja voltada para as necessidades da comunidade. Nunca é demais lembrar que a formação inclui aquisição de *conhecimentos, habilidades e atitudes*. Essa colocação é fartamente repetida, mas sua aplicação, infelizmente, não é frequente em muitas escolas médicas (Jorge-Filho I, 2010).

A aplicação paternalista secular de que o professor ensina e faz provas e o aluno tem como objetivo passar de ano está absolutamente superada. É preciso que alunos, professores, pais de alunos e comunidade saibam disso. Santo Agostinho já dizia, há tanto tempo: "Educar é ensinar

Capítulo 19 101

a pensar. O professor é, apenas e tão somente, um despertador das virtualidades do educando". Hoje há um modo "moderno" de dizer a mesma coisa, afirmando que o ensino não é mais centrado no professor, mas no aluno. Na maioria das vezes isso é só teoria bonita. Na prática o professor continua falando "lá na frente e em cima" e os alunos "embaixo, ouvindo ou dormindo". Na verdade o ensino não deveria estar centrado no professor ou no aluno, mas nas necessidades sociais para as quais o profissional deverá estar voltado. A figura do professor continua fundamental, como orientador e exemplo, o aluno deve obrigatoriamente aprender a aprender, mas o ponto central é que a formação do aluno deve estar sempre voltada para as pessoas para as quais sua formação foi feita, sem esquecer que mais importante que se tornar um bom profissional é se tornar um bom cidadão (Jorge-Filho I, 2009).

Dever de atualização: o médico deve estar continuamente se atualizando. Mas, a verdadeira atualização não pode ser confundida com a busca de "novidades" tecnológicas e que, às vezes, busca apenas uma fonte de renda. Atualizar significa adequar a medicina e o exercício profissional, sob aspecto de conhecimentos, habilidades e atitudes, ao atual momento.

O que vemos hoje é a *corrosão da relação médico-paciente, a perda da liderança cultural e, até mesmo, a observação de erros grosseiros no escrever e no falar.*

A verdadeira atualização deve ser vista como *condição para retorno à valorização e respeito dos médicos e da profissão.*

Dever de informação: em sua atividade deve o médico informar ao paciente sobre sua doença, os cuidados a serem tomados, a possibilidade de complicações e o que fazer nessas eventualidades. É fundamental o *dever de informação registrada em prontuário* de tudo o que diga respeito aos cuidados com o paciente em consultório, ambulatório ou hospital. É importante ter sempre em conta que, apesar de poder ser trabalhoso, um prontuário bem preenchido é fundamental para o tratamento do paciente e instrumento de grande valor na defesa do médico nos casos de processos éticos ou legais.

Dever de cidadania: é preciso ter em mente que antes de ser médico é um cidadão, com os direitos e deveres da cidadania, mas que, pelo tipo de formação, tem compromissos maiores com tudo o que esteja relacionado com a saúde pública. É sempre bom lembrar que *a ética profissional do médico é, antes de tudo, um compromisso social.*

Referências bibliográficas

1. Jorge-Filho I. Bioética e Cirurgia – *In*: Jorge-Filho I- Cirurgia Geral: Pré e Pós-Operatório- 2ª Ed.-p.879-886. Cap. 88 - Editora Atheneu – São Paulo-Rio de janeiro – Belo Horizonte, 2012.
2. Código de Ética Médica. Adaptado pela Associação Médica Americana – Gazeta Médica da Bahia – Ano 2, n 32-34 – outubro-novembro 1867.
3. Código de Moral Médica. Boletim do Sindicato Médico Brasileiro. Número 8, agosto de 1929.
4. Código de Deontologia Médica. Boletim do Sindicato Médico Brasileiro, nº 8, agosto de 1931.
5. D.O.U. de 26.01.88. Código de Ética Médica. Resolução CFM nº 1.246/88.
6. Código de Ética Médica. Código de Processo Ético Profissional, Conselhos de Medicina, Direitos dos Pacientes. São Paulo: Conselho Regional de Medicina do Estado de São Paulo, 2009. 96 p.
7. Jorge-Filho I. Análise crítica do nosso ensino médico. *In* Oliveira FB, Kasznar IK (organizadores). Saúde, Previdência e Assistência Social: Desafios e propostas estratégicas. Rio de Janeiro: E-papers: Fundação Getúlio Vargas, 2010. p16-22.
8. Jorge-Filho I. Uma análise sem preconceito (Prefácio). In Exame do Cremesp: uma contribuição para a avaliação do ensino médico/ coordenação institucional de Bráulio Luna Filho. São Paulo: Conselho Regional de Medicina do Estado de São Paulo, 2009. p.11-13.
9. Nunes MPT, Ceconello I, Jorge-Filho I. *In* Saltzman PD. Best Practices in Surgical Education. Ethicon Endo-Surgery, 2008, 3:1-26.

Capítulo 20

O Exercício Profissional ante os Avanços Tecnológicos

Isac Jorge Filho

Os avanços tecnológicos

A tecnologia tem trazido ao longo dos tempos indiscutíveis avanços em todos os setores da vida, mas vale lembrar que *nem sempre um avanço tecnológico representa um benefício*. A indústria da guerra está aí como exemplo. Que Hiroshima e Chernobyl sejam exemplos para não se esquecer!

Nos avanços realmente válidos é importante analisar alguns problemas e dilemas. Um deles é a dificuldade de fazer com que sirvam a todos. Em 1960, Belding Screibner introduziu o primeiro centro de hemodiálise. O número de candidatos à utilização desse novo recurso levou à necessidade de criação dos primeiros comitês de ética médica, responsáveis pela priorização no uso de hemodialisadores. As bases do principialismo bioético cabem muito bem aqui: é necessário que os avanços tragam beneficência e não maleficências, que estejam ao alcance dos que deles necessitarem e que eles tenham a autonomia de aceitarem ou não e o médico tenha a autonomia de poder ou não utilizá-los.

Novos procedimentos e novas pesquisas

Novos procedimentos técnicos podem representar importantes evoluções ou não implicar avanços relevantes, podendo, ao contrário, carregar riscos e complicações inaceitáveis. Como pressuposto inicial vale a pena deixar claro que não se pode desqualificar "a priori" os novos procedimentos, já que a Ciência avança a partir de inovações, mas, por outro lado, também não se pode argumentar que a discussão em torno de sua aplicação imediata significa oposição à "evolução científica".

Não é fácil decidir se um novo procedimento cirúrgico deve ter aplicação direta na população ou deve, antes disso, ser objeto de pesquisa. Certamente não é o simplismo que vai resolver o dilema. Entender que a Cirurgia "sempre" avançou a partir de ousadias é esquecer quantos pacientes foram sacrificados por algumas delas e é se esquecer também que hoje existem mecanismos para controlar pesquisas em defesa do paciente, aprendidas com erros cometidos no passado. Por outro lado, entender que qualquer modificação feita em um procedimento implica submetê-lo a protocolos e fiscalizações de CEP/CONEP é amarrar o desenvolvimento. Alguns cirurgiões entendem que basta usar instrumental consagrado em outras operações para que possam aplicar novos procedimentos, com outras características ou em outras especialidades, sem passar pela fase de pesquisa. Não é simples assim. A Resolução 196/96 define que *"todo procedimento, de qualquer natureza, envolvendo o ser humano, cuja aceitação ainda não esteja consagrada na literatura científica, será considerado como pesquisa e, portanto, deverá obedecer as diretrizes da presente Resolução. Os procedimentos referidos incluem, entre outros, os de natureza instrumental, ambiental, nutricional, educacional, sociológica, econômica, física, psíquica ou biológica, sejam eles farmacológicos, clínicos ou cirúrgicos e de finalidade preventiva, diagnóstica ou terapêutica".* O aconselhável é que *no caso de procedimentos que envolvam modificações profundas, e cujos resultados ainda não tenham conseguido espaço de boas evidências em literatura de impacto,* sejam feitas consultas prévias aos Comitês de Ética em Pesquisa, estabelecidos pela Resolução 196/96 e as modificações derivadas, e aos Conselhos de Medicina. Diante de uma resposta no sentido de que o novo procedimento deve ser objeto de pesquisa, o médico deverá respeitar o artigo 100 do Código de Ética Médica que define que é vedado *"deixar de obter aprovação de protocolo para realização de pesquisa em seres humanos, de acordo com a legislação vigente".*

Muitos trabalhos a respeito de novos procedimentos tem sido publicados. Como sempre, a razão não está em extremos e aí conta muito a experiência do pesquisador e quanto ele está voltado para o objetivo realmente importante de um procedimento: a saúde e o bem-estar do *paciente.* É fundamental que cirurgiões pioneiros em novas técnicas ao definir se iniciarão sua aplicação, precedida por um protocolo de pesquisa, tenham em mente que, mais que direitos, eles tem deveres de responsabilidade já que, a partir de seus trabalhos, acabarão por influenciar e atrair outros profissionais, nem sempre portadores do mesmo preparo e experiência. Iniciar o novo procedimento por meio de pesquisas com protocolos bem elaborados certamente afastará aventureiros de primeira hora e trará reconhecimento da comunidade científica nacional e internacional.

A Internet em medicina: aspectos positivos e negativos

É inegável o avanço tecnológico das ciências da saúde. Não se pode falar o mesmo dos aspectos éticos e de relacionamento. O exercício profissional da medicina em consultórios e ambulatórios tem se tornado gradativamente mais complicado. A começar pelo atendimento em unidades de saúde e pronto atendimentos. O sistema de plantões leva a uma quebra da relação médico-paciente. O retorno do paciente para trazer exames ou a continuidade do tratamento dificilmente encontrará o mesmo médico, obrigando, a um reinício de relacionamento. Mas, nos consultórios privados os costumes também estão mudando e, do meu ponto de vista, para pior. Vários pontos merecem consideração. Vamos, hoje, nos ater às dificuldades de se lidar corretamente com a Internet, não sendo raros os desencontros porque o paciente, escudado em leituras de trechos de internet, cuja origem e interesses sequer conhece, envolve-se de "autoridade" em conhecimento especializado e passa a contestar condutas e informações de seu médico. Está quebrada uma relação fundamental e a insistência em sua continuidade será fadada ao insucesso. Sei de situações nas quais o profissional explicou que não iria mais atender o paciente que tinha claramente escolhido o "Dr. Google" como seu "médico de confiança". Cabem aqui duas considerações. A primeira é a falsa ideia de que o médico é obrigado a atender a todos, sob pena de ser denunciado por "omissão de socorro". Na verdade, diante de situações graves, não só o médico é obrigado a atender como até os não médicos, por exemplo, em casos de atropelamento. É claro que o médico tem todo o interesse em atender a todos, até porque é sua profissão. No entanto, o Código de Ética Médica é bem claro quando em seu Capítulo 1, inciso VII determina que *"O médico exercerá sua profissão com autonomia, não sendo obrigado a prestar serviços que contrariem os ditames de sua consciência ou a quem não deseje, excetuadas as situações de ausência de outro médico, em caso de urgência ou emergência, ou quando sua recusa possa trazer danos à saúde do paciente."* A segunda consideração diz respeito ao papel da Internet que, sem dúvida, é um importante e revolucionário meio de informação e atualização, mas que não substitui, de forma alguma, a presença do médico e a relação médico-paciente. É bom que o paciente saiba que não existe um controle de qualidade ou um Conselho Editorial na Internet, ou seja, a pessoa escreve o que quer. Muitas vezes é verdade e importante, muitas outras é besteira pura ou está ligada a interesses comerciais. Entre no "Google" e procure, por exemplo, "tratamento com urina humana". Você vai regredir alguns séculos a um tempo que isto era tido como verdade absoluta. Nesta linha, você pode encontrar o que quiser na Internet, muitas coisas sérias no meio de muita bobagem. O problema é que não há um sistema para diferenciar um do outro. Talvez o único seja conversar com seu médico de confiança, mas, não estabelecendo polêmica no papel de "médico graduado pela Internet", mas buscando, como paciente, esclarecer suas dúvidas. Nessa situação, e procurando sítios de sociedades ou revistas médicas sérias, a Internet será de grande valor e até reforçará a relação médico-paciente, pilar sobre o qual se assenta a medicina exercida com seriedade.

A translação de conhecimentos

A produção científica tem crescido em progressão geométrica. Boas e más pesquisas e conhecimentos são apresentadas ou publicadas continuamente. Parte considerável desses trabalhos faz parte da "pesquisa básica" e poucas chegam a ser utilizadas na prática. O termo "translação de conhecimento" passou a ser utilizado para definir a passagem de um conhecimento básico para sua aplicação. Na verdade o que hoje se chama de "translação de conhecimento" não é uma inovação, sendo antiga a busca de atitudes que façam chegar, tão rapidamente quanto possível, os resultados da bancada do laboratório para sua utilização nos consultórios ou hospitais. Correia relata que "há mais de noventa definições sobre o que é a translação do conhecimento, mas todas, em suma, definem que a pesquisa básica cria os alicerces do conhecimento, que deverá ser posteriormente "destilado" e disseminado por meio de publicações científicas" (Correia I, 2013).

A ideia da translação de conhecimentos não é nova e há quem considere o termo um modismo (Correia I, 2013) já que em ultima analise consiste na transferencia de conhecimentos obtidos nos laboratorios para sua aplicacao pratica. Foi o que ocorreu com os trabalhos de Louis Pasteur (1822-1895) com microrganismos, que deram a base para a pasteurização e utilização dos antissépticos (Sucharski EE, 2014). Entre nós é simbólica, na década de 1960, a pesquisa de Sérgio Ferreira, do Departamento de Farmacologia da Faculdade de Medicina de Ribeirão Preto da Universidade de São Paulo, com o veneno da *Bothrops jararaca* e que acabou permitindo a translação para o Captropil, medicamento usado como anti-hipertensivo.

O número de pesquisadores e de pesquisas tem aumentado geometricamente e a translação de conhecimentos tem pleiteado maior rapidez. Esse conjunto de pesquisadores e instituições, além das indústrias (de equipamentos, medicamentos e outras) tem pressionado no sentido de aumentar os investimentos para incremento da translação de conhecimentos.

Reflexões bioéticas sobre a medicina translacional

Quando se analisa os aspectos bioéticos da translação de conhecimentos em geral, e da medicina em particular, temos que considerar aspectos positivos e negativos. Certamente é um aspecto positivo a possibilidade de se levar mais rapidamente para a prática os conhecimentos obtidos em laboratório, mas isto não se faz sem relevante alocação de recursos. E aqui caímos na polêmica. O Brasil é um país de Medicina paradoxal. O profissional que trabalha nesta área tem que conviver com a medicina da riqueza, representada por transplantes de órgãos, cirurgia robótica e uso de medicamentos caros e de indicação para poucas doenças, e com a medicina da pobreza, mais ampla, tendo que cuidar de parasitoses e problemas gerais de saúde pública. A maioria de nossas cidades, especialmente as pequenas e as periferias das grandes cidades não conta, sequer, com coleta de lixo adequada e tratamento básico do esgoto.

Capítulo 20 105

Enquanto, os Estados Unidos gastaram em 2013, perto de 500 milhões de dólares para pesquisas com a doença de Alzheimer (http://report.nih.gov/categorial_spending.as), o Brasil, no mesmo período, investiu um total de 248 milhões de reais para todas as pesquisas na área da saúde (http://portalsaude.saude.gov.br) (Carbonieri F, 2014). Certamente há necessidade de maior alocação, mas nunca às custas dos gastos com a saúde pública.

Referências bibliográficas

1. Correia I. Nutricaoevida.com.br , 2013.
2. Sucharski EE, 2014.
3. Carbonieri F, 2014.

Capítulo 21

Bioética Clínica e Bioética Hospitalar

Isac Jorge Filho
Reinaldo Ayer de Oliveira

O médico na sua prática faz visitas aos doentes que estão aos seus cuidados, acamados em hospitais. Conversa, examina, estabelece condutas, prescreve. Nas escolas de medicina a prática da visita à beira do leito, com estudantes, médicos-residentes e assistentes representa uma forma de ensino-aprendizagem consagrada e resistente a todo tipo de crítica. Em particular, muito se fala sobre o quanto pode ser antiético apresentar e discutir "na frente do paciente" sua doença e os possíveis desdobramentos das condutas e a realização de procedimentos de diagnóstico e tratamento. A despeito dos inconvenientes, sobretudo a ruptura do sigilo das informações e o constrangimento a que o doente é submetido com a presença de várias pessoas no seu entorno, a visita à beira do leito, sem dúvida, permanece como uma maneira de aproximação dos médicos dos doentes para a definição de condutas, em hospitais de ensino, desde que sejam tomados cuidados éticos fundamentais. Atualmente, as longas visitas à beira do leito, em proteção e benefício dos pacientes, têm sido substituídas por aproximações rápidas e posterior discussão do caso em salas de reunião próprias para tal fim. Resultam destas reuniões juízos e decisões clínicas que se baseiam nos dados de história, exame físico, palpação, ausculta, percussão, exames complementares do paciente. A decisão clínica leva a uma situação na qual o médico formula o diagnóstico, estabelece o tratamento e faz a previsão de prognóstico do paciente de acordo com as condições e valores da instituição de saúde que o acolheu. De maneira resumida podemos definir os passos acima descritos como o que ocorre na prática clínica, onde cada caso é um caso. O novo é a introdução, nessas reuniões, da apresentação e discussão de conflitos de valores relacionados diretamente com a decisão clínica – é o surgimento da ética como elemento essencial que deverá ser considerado para as decisões. Sabemos que a regulação moral da ação do médico está contida nos códigos profissionais. Os códigos têm um sentido eminentemente prático e genérico: trata-se de analisar situações que exigem decisões do médico e que podem, ou não estar "de acordo" com o código de ética do exercício profissional. Tomado com ponto de partida, para juízo e deliberação moral segura, o código de ética médica (CEM) procura refletir posições prevalentes e consensuais promovendo uma decisão que melhor atende os anseios e as necessidades dos doentes, dos médicos, das instituições e da sociedade. De todas as maneiras, o CEM fixa os limites morais de comportamento e atitudes do médico em diversas situações da sua prática profissional, a exemplo de códigos de ética médica de outros países, contempla princípios éticos fundamentais, como respeito pelo ser humano, por não utilização de uma medicina fútil, pela obrigação de aprimorar continuamente os conhecimentos e manutenção do sigilo profissional. E avança na incorporação de aspectos inteiramente novos no campo da medicina como: direitos dos médicos, direitos humanos, doação e transplante de órgãos e tecidos, e pesquisa médica. Atualmente, com

Capítulo 21 107

o avanço científico e tecnológico na área médica, além dos deveres e direitos, contidos nos códigos de ética médica, os Conselhos de Medicina, que são os órgãos responsáveis pela supervisão da moral profissional e, ao mesmo tempo, julgadores e disciplinadores dos médicos no Brasil, por meio de documentos auxiliares, como resoluções, procuram estabelecer diretrizes que orientam os médicos em situações de dificuldade ou de conflito na sua prática cotidiana. Entretanto, a permanente e rápida evolução dos conhecimentos e práticas na medicina nos obrigam a "tomar decisões" nem sempre claramente expostas no CEM. Desse descompasso surge a necessidade de pensar as questões sob a óptica da ética. Pensar a ética significa entrar no universo da Bioética. Se entendermos, que a ética médica trata dos médicos no universo da sociedade organizada em torno de dispositivos de legalidade, de consensos e de ética do exercício da medicina, se verifica que a Bioética surgiu da necessidade de debater e decidir sobre as questões éticas relacionadas, sobretudo, com a pesquisa e os avanços científicos e as conquistas frente aos direitos humanos e os avanços socioculturais: ela é a expressão crítica do nosso interesse em usar convenientemente os progressos da arte médica e da ciência. A diferença entre a bioética e a ética médica pode assim ser entendida: enquanto a primeira é uma reflexão que se estrutura de modo multidisciplinar, em diálogo contínuo, em busca de consensos com as diversas áreas do conhecimento interessadas nos fenômenos da vida, da saúde e do meio ambiente, a ética médica tem como referencial o Código de Ética Médica, ponto de partida para a reflexão sobre os aspectos éticos envolvidos na ação do médico, enquanto profissional. No âmbito da Medicina a Bioética Clínica surgiu como uma possibilidade de se pensar e discutir a prática da medicina na dimensão das diferentes instituições sociais que lidam com a saúde e com os profissionais da área da saúde. Ela tem a finalidade de pensar a aplicação desses novos valores resultantes do desenvolvimento científico frente a uma sociedade com respeito ao pluralismo e a aceitação das diferenças. Por meio de estratégias – próprias da Bioética Clínica – os conflitos que podem emergir da relação entre o médico e o paciente devem ser analisados a partir de valores éticos, enquanto ciência dos fundamentos ou princípios das ações; e dos valores da moral, enquanto conjunto de normas culturais que regulam as ações humanas. A possibilidade de um espaço, em revista de especialidade ou sociedade médica, para a apresentação e discussão de temas éticos relacionados com os conflitos decorrentes da prática do médico nos parece próprio da Bioética Clínica e da sua prática.

Bioética hospitalar

Atualmente as sociedades de bioética e, particularmente, o Conselho Regional de Medicina do Estado de São Paulo tem procurado, sob coordenação do cirurgião cardiovascular Reinaldo Ayer de Oliveira, levar a discussão bioética para o âmbito hospitalar. Isso inclui participação em discussões de casos clínicos e cirúrgicos. O alargamento de visão decorrente desse trabalho já tem sido observado. Particularmente tenho procurado lembrar aos diferentes profissionais que o hospital não é um "castelo ambiental" interagindo, e muito, com o ambiente extra-hospitalar.

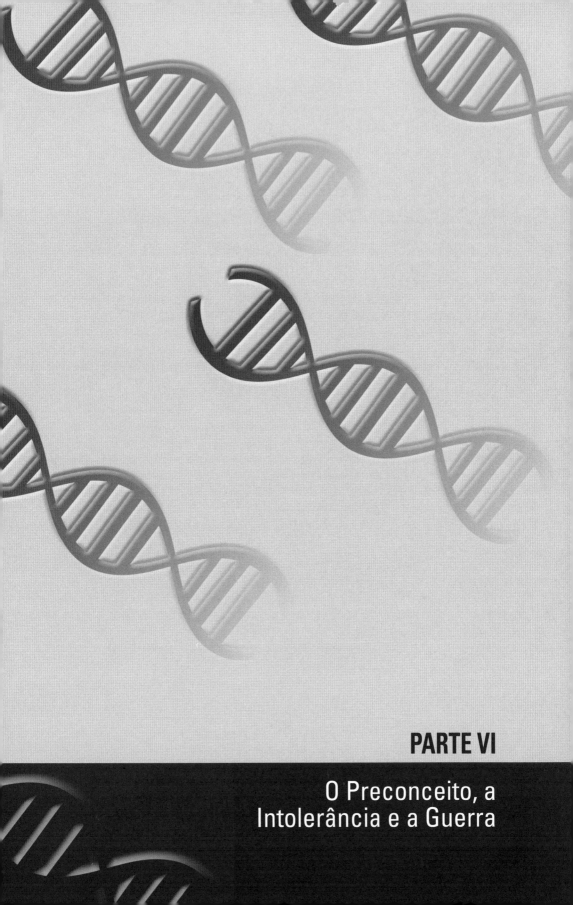

PARTE VI

O Preconceito, a Intolerância e a Guerra

110

Capítulo 22

Do Preconceito a Violência e a Guerra

Isac Jorge Filho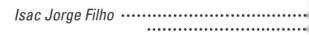

O termo "preconceito" se autodefine: é o estabelecimento de um valor ou conceito antes mesmo de conhecê-lo. A intolerância é um pouco diferente "você não gosta porque tem preconceito". Guimarães e Garcia, ainda nesta parte do livro, vão aprofundar estes conceitos.

Por puro preconceito muitos não gostam de negros, de ciganos, de judeus, de árabes, de homossexuais e de tantas outras condições. A História fala de um incrível preconceito contra mulheres inteligentes e líderes, que eram chamadas de "bruxas", hoje as mulheres ainda sofrem preconceitos, de vários tipos. O preconceito leva a consequências que vão desde a "*bullying*" infantil à violência que pode chegar a guerra. A história do mundo está repleta de revoluções e guerras frequentemente lastreadas no preconceito e na intolerância. Muitas populações foram dizimadas por intolerância racial, ampliada por lutas religiosas ou disputas territoriais.

O etnocídio e o genocídio

O *genocídio* consiste na eliminação violenta de um povo. Na definição da ONU ele seria *"o extermínio deliberado de um povo por razões étnicas, militares, religiosas ou culturais"*.

O *etnocídio* ou *genocídio cultural* é a destruição da cultura de um povo. O termo genocídio foi criado em 1944, por Raphael Lemkin para definir a matança massiva de judeus pelo regime nazista. Os nazistas executaram cerca de seis milhões de judeus (holocausto judeu).

A História está cheio de exemplos de genocídios e de etnocídios e o pior é que os responsáveis frequentemente são apresentados como heróis ou "mocinhos" das histórias que nos contam. Exemplos típicos podemos encontrar em filmes de *bang-bang* nos quais homens armados são apresentados como mocinhos, que acabam vencendo os "peles vermelhas", populações nativas, que já viviam na região.

Memoricídio: escrevendo sobre a conquista da América Latina, no século XVI, o Prof. Waldir José Rampinelli, do Departamento de História da Universidade Federal de Santa Catarina, faz referência ao esquecimento forçado dos conhecimentos, culturas e valores do passado dos povos dominados. Esse memoricídio tem tanta força de conquista quanto a tomada de terras e riquezas, mas é pior, por ser perene.

Genocídios na história

Nos genocídios a morte massiva de populações inteiras decorria de vários fatores, diretos ou indiretos. Uma parte da população morria nas batalhas, outra era feita prisioneira, sendo escravizada até a morte ou submetida a matança coletiva, como as câmaras de gás. As doenças, como a peste levava a morte um grande número de pessoas que viviam em péssimas condições de higiene, espaço e alimentação. Além disso, era comum que os vencedores saqueassem as cidades dominadas levando todos seus valores e alimentos e, cruelmente, queimavam suas plantações. A morte por fome e inanição sempre representou um forte fator nos genocídios. Minha avó materna, que veio da Síria, contava ainda emocionada e chorando, que os turcos que dominavam o país naquela época queimaram toda plantação de sua vila e levaram todos os alimentos e todo o sal.

A História Universal aponta um grande número de genocídios. Entre os mais conhecidos podem ser citados:

- 146 a.C. – Cartago: foi o primeiro genocídio registrado pela História. Certamente muitos ocorreram antes disso, mas não foram adequadamente registrados. Cartago, situada no norte da África, na atual Tunísia foi atacada pelos romanos que destruíram a cidade e mataram 90% de sua população.

- 1757-1758 – Genocídio Dzungar: o povo Dzungar, que vivia na região oeste do que hoje é a China, e era constituído por cerca de 600 mil pessoas foi atacado pelo exército do imperador chinês Quianlong ficando reduzido a apenas 20%, sendo mortos todos os homens. As mulheres e crianças foram divididas entre os soldados chineses.

- 1894-1955 – Genocídio helênico: número controverso de gregos (helênicos) de Constantinopla, Trácia Oriental e Pontos foram torturados e massacrados pelos turcos em busca de uma "limpeza étnica". A ONU não reconhece este genocídio, mas muitos países e muitos estados norte americanos não tem dúvidas a respeito de um genocídio que pode ter atingido milhões de helênicos.

- 1915 – Genocídio armênio: 1,0-1,5 milhão de armênios foram assassinados quando o governo turco resolveu fazer uma "limpeza étnica" contra todas as minorias. Os que não morreram foram deportados. Charles Aznavour, famoso cantor francês é filho de um fugitivo armênio do genocídio.

- 1975 a 1979 – Genocídio cambojano: o Khmer Vermelho, chefiado por PolPot, determinou terrível genocídio matando cerca de 2 milhões de pessoas.

- 1975-1979 e 1999 – Genocídio no Timor Leste: um ano após se libertar de Portugal o Timor Leste sofreu brutal intervenção da Indonésia. EUA e Austrália defenderam nos foros internacionais o "direito" da Indonésia fazer essa intervenção para "deter o comunismo". Na primeira fase desse genocídio, entre 1975 e 1979, 20 mil pessoas foram mortas na "campanha de pacificação". A partir daí ocorreu um verdadeiro etnocídio com a islamização e a proibição do ensino da língua portuguesa. Em 1999, com a votação da independência, mais de 200.000 pessoas foram colocadas em campos de concentração.

- 1994 – Genocídio de Ruanda: em 1994, ocorreu o genocídio de Ruanda, determinado pelo grupo étnico majoritário, os hutus, que matou centenas de milhares de tutsis, grupo minoritário. O massacre foi terrível, com armas brancas, e determinou de 500 mil a 800 mil mortes. Apesar de passada a fase aguda, que durou cerca de 4 meses, o massacre continua.

- 1995 – Genocídio bósnio: ocorreu na cidade de Srebrenica, onde milhares de muçulmanos bósnios foram massacrados pelo Exército da Sérvia.

Os grandes genocídios do século XX

Além das Guerras Mundiais, o século XX assistiu terríveis genocídios, com enorme número de mortos. Entre eles podem ser citados:

- As lamentáveis matanças na União Soviética, sob o governo de Stalin. Para alguns o número de mortos chegaria a vinte milhões.

- Na China, sob Mao Tse Tung, entre 20 milhões e 75 milhões de pessoas foram mortas, especialmente entre 1959 e 1961, na época do "grande salto para frente".

- No Iraque, o governo de Sadam Hussein, cometeu mais de 200 mil assassinatos. Essa mortandade continuou após a invasão do país por norte-americanos e aliados.

Fome, epidemias e assassinatos em massa foram as grandes causas dos genocídios ao longo da História.

Fomes em massa: os primeiros registros são da grande fome, que ocorreu em Roma, no ano 440 a.C. Entre 108 a.C. e 1911 d.C. em diferentes territórios da China ocorreram 1.828 episódios de fome em massa. No século V, entre 400 d.C e 800 d.C., após a queda de Roma e o saque por Alarico I, a população caiu mais de 90% com mortes por fome e epidemias. Nos séculos seguintes tivemos fomes em massa na Arábia, sob o califa Omar, na Índia (século VII), Espanha (século VIII), Império Franco e China (século IX), Império Bizantino (século X), Europa, Inglaterra, Índia, Egito (sete anos de fome) e México (século XI), Egito, Novgorov, Japão, Inglaterra (20 mil mortes em Londres), Portugal, Alemanha, Itália (século XIII), Portugal, Espanha, China, Índia, Inglaterra.

Genocídios e etnocídios americanos

A conquista de territórios americanos se fez, como regra, com destruição cultural e física de muitos povos. Alguns exemplos estão citados abaixo:

- Cristóvão Colombo comandou as tropas espanholas que exterminaram os Arawaks nas Antilhas. 100 mil a 200 mil "selvagens" foram mortos, apesar de se tentar fazer passar para a História um mal contado relato de "suicídio em massa".

- Em 1521, Hernán Cortez destruiu o império Asteca no México. Na realidade, foi uma verdadeira guerra de conquista na qual Cortez, com inteligência maquiavélica usou a seu favor a parceria de vários povos nativos inimigos dos astecas (também denominados mexicas).

- Em 1532, Francisco Pizarro fez o mesmo com os Incas no Peru. Matérias com títulos vangloriantes tipo "mocinho e bandido" colocam coisas como "Com 200 homens, Pizarro dizimou 5 mil incas" dando auras de super-herói ao conquistador. E é isso que nos é passado nos cursos básicos, sem referência as causas maiores: divisão entre os incas, traições e armas desproporcionais.

- Em 1607, "bondosos e religiosos" colonos ingleses da Virgínia e Massachusetts exterminaram os Powhatanos e os Pequotes, "índios selvagens" que eram os originais habitantes daqueles territórios.

A segunda guerra mundial: o genocídio maior

Incluindo militares e civis, cerca de oitenta milhões de pessoas perderam a vida na segunda guerra mundial, 46,2 milhões no front ocidental e 32,5 milhões no front do Pacífico. Os países com maiores números de mortos foram:

- União Soviética – 24 milhões.

- China – 20 milhões.

- Alemanha – 8,8 milhões.

- Polônia – 5,6 milhões.

- Japão – 2,5 milhões

Capítulo 22   113

São números enormes, contestados em detalhes por alguns, mas certamente muito altos. Para culminar com os episódios de matança indiscriminadas, que incluiu o sacrifício de milhares de judeus, ciganos, negros e outros grupos considerados "raças inferiores" pelos nazistas, os "aliados" deram mostra de crueldade igual lançando as bombas atômicas que destruíram Hiroshima e Nagasaki e que continuam, até hoje, determinando mortes e doenças consequentes à radioatividade.

Os genocídios e etnocídios no Brasil

Não se pode deixar de fazer referência ao que ocorreu com povos indígenas brasileiros. A citação na História do Brasil de tantas tribos que hoje não mais existem faz o testemunho desses genocídios, na maior parte das vezes determinados por invasão de terras. O etnocídio quase sempre está ligado aculturação forçada de um grupo étnico vulnerável por uma cultura mais poderosa. No Brasil na maior parte das vezes este etnocídio foi imposto por razões religiosas ou disputa por terras. Esta disputa continua levando a assassinatos de lideranças indígenas por pistoleiros pagos por latifundiários, que se proclamam donos da terra, muitas vezes com a anuência do próprio governo. O conjunto religião – disputa por terras explica, por exemplo, o gradual extermínio das aldeias indígenas do Mato Grosso do Sul (Matos da Silva W, 2011).

Demarcação de terras: é uma tentativa de pacificar a contínua luta por áreas, principalmente no norte brasileiro. Infelizmente ainda não se chegou a um acordo que satisfaça os lados em conflito e a violência, o desmatamento e as queimadas tem falado mais forte que o bom senso e o interesse nacional. O Ministério Público Federal de Dourados (MS) passou a tratar como genocídio essas matanças de indígenas por pistoleiros, "jagunços" mantidos pelos pretensos donos da terra. O tema é bastante polêmico e rende profundas reflexões bioéticas, políticas e existenciais. Nesse sentido vale a pena ler e analisar os versos do poeta e diplomata Vinicius de Moraes.

Senhores Barões da Terra
Vinicius de Moraes
Preparai vossa mortalha
Porque desfrutais da terra
E a terra é de quem trabalha
Bem como os frutos que encerra
Senhores Barões da terra
Preparai vossa mortalha.
Chegado é o tempo de guerra
Não há santo que vos valha:
Não há foice contra a espada
Não o fogo contra a pedra
Não o fuzil contra a enxada:
- União contra a granada
- Reforma contra metralha

Senhores Donos da Terra
Juntai vossa rica tralha
Vosso cristal, vossa prata

Luzindo em vossa toalha.
Juntai vossos ricos trapos
Senhores Donos de terra
Que os nossos pobres farrapos
Nossa juta e nossa palha
Vêm vindo pelo caminho
Para manchar vosso linho
Com o barro de nossa guerra:
E a nossa guerra não falha!

Nossa guerra forja e funde
O operário e o camponês;
Foi ele quem fez o forno
Onde assa o pão que comeis
Com seu martelo e seu torno
Sua lima e sua turquês,
Foi ele quem fez o forno
Onde assa o pão que comeis.

Nosso pão de cada dia
Feito em vossa padaria
Com o trigo que não colheis;
Nosso pão que forja e funde
O camponês e o operário
No forno onde coze o trigo
Para o pão que nos vendeis
Nas vendas do latifúndio
Senhor latifundiário!

Senhor Grileiro de terra
chegada a nossa vez
A voz que ouvis e que berra
É o brado do camponês
Clamando do seu calvário
Contra a vossa mesquinhez.
O café que vos deu o ouro
Com que encheis o vosso tesouro
A cana vos deu a prata
Que reluz em vosso armário

Capítulo 22 **115**

O cacau vos deu o cobre
Que atirais no chão do pobre
O algodão que vos deu o chumbo
Com que matais o operário:
É chegada a nossa vez
Senhor latifundiário!

Em toda parte, nos campos
Junta-se à nossa outra voz
Escutai, Senhor dos campos
Nós já não somos mais sós.
Queremos bonança e paz
Para cuidar da lavoura
Ceifar o capim que dá
Colher o milho que doura,
Queremos que a terra possa
Ser tão nossa quanto vossa
Porque a terra não tem dono
Senhores Donos da Terra.
Queremos plantar no outono
Para ter na primavera
Amor em vez de abandono
Fartura em vez de miséria.

Queremos paz, não a guerra
Senhores Donos da Terra...
Mas se ouvidos não prestais
Às grandes vozes gerais
Que ecoam de serra em serra
Então vos daremos guerra
Não há santo que nos valha:
Não a foice contra a espada
Não o fogo contra a pedra
Não o fuzil contra a enxada:
- Granada contra granada!
- Metralha contra metralha

E a nossa guerra é sagrada
A nossa guerra não falha!

Capítulo 23

Bioética e Intolerância: as Faces de Janus no Espelho

Marco Aurélio Guimarães
Sérgio Britto Garcia

Introdução

Janus (lat.), deus romano que tem sua representação com dupla face, olhando em direções opostas, era tido como a divindade dos inícios, das mudanças e transições, sendo sua figura associada ao passado e ao futuro, por seu olhar em direções opostas. *Janus* também era considerado como o deus das decisões e escolhas.

Curiosamente, é a representação de *Janus* que estampa a capa do Código de Ética Médica (Resolução, 1.931/09 do Conselho Federal de Medicina – CFM, Figura 23.1) e não a de Hipócrates (Asclépio, ou Esculápio), como seria esperado por muitos.

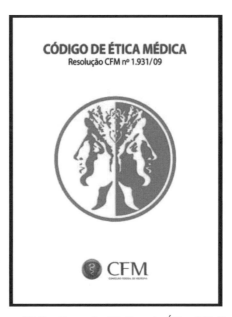

Figura 23.1 – Capa do Código de Ética Médica (2009), publicação do Conselho Federal de Medicina – CFM.

Disponível em: https://portal.cfm.org.br/images/stories/biblioteca/codigo%20 de%20etica%20médica.pdf, acessado em 03/03/2017.

As interpretações que podem vir de tal simbologia, como a do olhar para o futuro e para o passado na tomada de decisões médicas suscitou reflexões interessantes sobre avanços e retrocessos dentro do código. Contudo, embora longe da perfeição, é inegável que esta pode ser considerada a versão com maior inserção bioética, principalmente no que tange à valorização da autonomia da pessoa humana.

Atualmente em processo de consulta para sugestões de revisão (CFM, 2016), o seu conteúdo ainda provoca discussões acaloradas sobre a autonomia de pacientes e profissionais da área médica. Questões bioéticas persistentes e emergentes agora podem ser tratadas não só por profissionais da área, mas pela sociedade como um todo, por contribuições através da livre manifestação.

Mas este processo, infelizmente, não está livre de manifestações de intolerância, tão comuns na atualidade nos mais diferentes meios de comunicação, principalmente pela internet.

Iniciamos esta reflexão pelo Código de Ética Médica porque, de forma muito apropriada, este se inicia, no seu primeiro parágrafo do primeiro capítulo com a afirmação de que "A Medicina *é uma profissão a serviço da saúde do ser humano e da coletividade e será exercida* sem discriminação de nenhuma natureza".

É muito interessante essa posição de destaque no Código para a questão da discriminação, pois esta é fundamento e fermento da intolerância. O intolerante menospreza ou mesmo odeia alguém que ele inicialmente discriminou das demais pessoas, motivado pelo fato da vítima ser possuidora de características físicas ou de personalidade peculiares que de alguma forma incomodam.

O moderno Código de Ética tem sintonia fina com a Bioética. Segre e Cohen (2002) definiram a Bioética como "...*parte da Ética, ramo da filosofia, que enfoca as questões referentes à vida humana (e, portanto, à saúde)*. Nessa perspectiva, a intolerância fere dois fundamentos da Bioética. Em primeiro lugar, ao não respeitar o direito à autonomia, pois quem aceita que o outro tenha direito a autonomia, não iria discriminá-lo por suas opções, orientações, ideais e forma de se expressar. Secundariamente, a intolerância impede, em um sentido mais amplo, a própria justiça, pois negaria a pessoas ou a grupos de pessoas os direitos iguais de serem respeitados, estimados e eventualmente, até de existir.

Com esses pressupostos, o que se deseja é uma reflexão bioética sobre a intolerância manifestada de forma tão abrangente nos meios sociais na atualidade. Distante da pretensão de ser totalmente abrangente ou de esgotar qualquer tópico de forma pontual, buscaremos expor alguns temas persistentes para análise, sem a intenção de provocar animosidades, mas com objetivos de reflexão e diálogo para a compreensão mútua, sem conclusões ou veredictos sobre vencedores ou vencidos.

Bioética e correção das decisões

Como parte da ética prática, gostaríamos de colocar a Bioética como a busca da tomada de decisões pelo indivíduo que possam ser consideradas as mais corretas possíveis, frente a dilemas relacionados à vida, à saúde e à morte, quer de terceiros, quer de si mesmo.

O problema se inicia com a questão: como definir se uma decisão é, ou está, correta?

Em se tratando de vida, saúde e morte, em uma época em que a ciência e a tecnologia avançam de forma mais rápida do que a capacidade de sua compreensão por maior parte da população, incluindo profissionais da Saúde, legisladores e agentes do Direito, definir o que é certo ou errado frente à pluralidade sociocultural torna-se um desafio constante e sem limites para a criação de marcos regulamentadores para a sociedade como um todo.

Na ausência de marcos regulamentadores concretos, o julgamento do que é certo ou errado recai na esfera da das opiniões e das crenças. Até que haja provas indubitáveis, inquestionáveis e

118 Capítulo 23

irrefutáveis da correção sobre a constatação de um fato, mesmo que tido *a priori* como científico, ou sobre o uso de uma nova tecnologia que interfira direta ou indiretamente sobre a vida humana, as opiniões baseadas no que se crê, preponderarão.

Desprezar as opiniões baseadas em crenças nos expõe aos riscos da imprudência na administração da vida humana, do aumento da vulnerabilidade daqueles já vulneráveis. Por outro lado, não aceitar os avanços restringindo a não aceitação às opiniões baseadas em crenças nos expõe exatamente aos mesmos riscos. O desafio encontra-se na busca pelo delicado equilíbrio entre os dois extremos.

O problema se expande com a <u>premência</u>, nos dias atuais, em se definir o que é certo e o que é errado sobre a vida humana. Diferenciar o aceitável do inaceitável. Com a escassez de tempo para a tomada de decisões – que necessitariam de muito mais tempo para terem todos, ou pelo menos a maioria dos seus fatores intervenientes analisados – a probabilidade de que decisões precipitadas venham à tona, colocando em risco, ou mesmo perigo, indivíduos, minorias vulneráveis ou mesmo a sociedade como um todo, aumenta de forma desproporcional.

Contudo, não há mais como escapar dessa demanda por rapidez. Mas também não há como escapar de que algum fator interveniente passe despercebido na pressa por resultados e cause transtornos. Há que se manter constantemente estes riscos em vista.

Em uma analogia com esportes: é pouco provável que alguém corra 100 metros rasos em menos de 10 segundos, ou que salte o mais alto ou o mais distante sem treinar. Nos treinos se erra, se aprimora a técnica e o desempenho até atingir o resultado desejado e correto. Na Bioética, o treino teórico é essencial e deve ser constante, mesmo na improbabilidade da ocorrência de um fato. Caso este fato ocorra, o resultado deve ser o mais próximo do desejado, ou seja, considerado como correto. No entanto, sendo o treino na esfera teórica, sem que se disponha de todos os elementos intervenientes presentes de forma real para análise, assim como no esporte, haverá o risco de lesões, de se machucar e até retardar a obtenção do resultado esperado. Eis o dilema.

Tolerância

Em uma combinação geral de definições, <u>tolerância</u> é a tendência a admitir modos distintos de pensar, de agir e de sentir entre indivíduos ou grupos determinados, sem reação agressiva ou defensiva, deixando a cada um a liberdade de exprimir opiniões divergentes e de viver de acordo com tais opiniões.

Na atualidade, o exercício da tolerância tem se mostrado muito difícil de executar na prática diária, nas mais diferentes esferas.

O filósofo contemporâneo Compte-Sponville (1995), considera a tolerância como uma virtude. *"Pequena virtude, mas necessária"*. Da mesma forma, a coloca como uma virtude paradoxal, pois ao julgar que exista o que seja intolerável (como o estupro, a tortura, o assassinato) já se dá provas de existência de intolerância? No sentido oposto, tolerar estas mesmas formas de violência torna a pessoa tolerante virtuosa? Nos dois casos as respostas são negativas.

Uma tolerância universal seria moralmente condenável. Tolerar implica em aceitar o que poderia ser condenado, é deixar fazer o que se poderia impedir ou combater. Portanto implica no difícil exercício de renunciar ao PODER.

Ainda segundo Compte-Sponville (1995) *"O problema da tolerância só surge nas questões de opinião"*. <u>Opinião</u> é somente uma crença incerta ou cuja certeza é subjetiva. O problema cresce quando se assume uma opinião como verdade absoluta, pois aí surge o fanatismo e o fundamentalismo.

Capítulo 23 — 119

Afinal, o fanatismo (e o fundamentalismo) é a opinião arraigada de que se conhece e se detém a verdade como um bem absoluto. Ou seja, o fanático, assim como o fundamentalista, assume que conhece e é detentor da verdade plena, sendo que qualquer forma de pensar distinta não pode ser aceita. No máximo, tolerada, em um sentido de atribuir menor valia a esta palavra, assim como à opinião de outros, já que o detentor da verdade se considera, *a priori*, o correto.

A tolerância em seu sentido mais amplo e profundo deveria ser uma espécie de sabedoria para superar o fanatismo e o fundamentalismo. A tolerância, de uma maneira mais lúcida e generosa deveria chamar-se respeito (de fato). Ou até simpatia, ou mesmo amor.

Mas a palavra tolerância parece ter se tornado necessária porque, amor ou respeito, poucas pessoas são capazes de oferecer àqueles que se colocam como seus adversários.

Intolerância

A intolerância, de maneira oposta, é se apegar demasiado à uma forma de pensar, opinião ou conduta a ponto de não aceitar outros pensamentos, opiniões ou condutas nem mesmo como uma forma de aumentar, enriquecer ou completar seu conhecimento. É a expressão maior do fanatismo e do fundamentalismo.

Vai além, pois oferece uma sensação de se ter o direito de impedir, condenar, proibir. Direito este que não se tem, mas que se adquire a sensação de ter.

Como alguém que crê deter a verdade de forma absoluta pode aceitara existência ou a persistência do que considera como erro? Tolerar (aqui no sentido menor da palavra) as opiniões e formas distintas de ser e de viver do outro, neste caso já é considerá-las inferiores ou incorretas.

Ao se assumir detentor do valor da verdade, surge a sensação de autossuficiência de tranquilidade associada à rejeição e ao desprezo ao outro. Ou seja, surge a intolerância.

Na intolerância extrema, pode-se até tentar impedir que um indivíduo exprima o que crê ou a sua forma de se conduzir seja reprimida, o que gera a sensação de poder ao intolerante. Mas essa sensação de poder se desvanece quando se percebe que não se pode impedir o indivíduo "diverso" de pensar o que crê ou manter o controle total da sua forma de se conduzir. O intolerante pode até tentar impedir a ação que não tolera no outro, mas jamais poderá impedir o livre pensar.

O totalitarismo, segundo Arendt (2013), funciona com base na ideologia da "verdade", sendo por isso intolerante: por que a verdade não se discute, não se vota e independe das preferências ou das opiniões de cada um. A "verdade" no totalitarismo frequentemente tem pretensões científicas, mesmo que falsas ou limitadas.

Outra forma perigosa de "verdade" é a religiosa. Longe aqui de se querer impedir o direito à crença ou a livre manifestação religiosa, ou ainda criticar qualquer religião específica: deve-se lembrar que a Religião (em seu sentido mais amplo) é um direito, mas não uma obrigação. Todos têm o direito de ter fé, de crer. Mas não se pode admitir que uma única forma de crer venha a querer se impor frente todas as outras como verdade absoluta. Este desejo de imposição de forma de crer, por si só, já é uma manifestação de intolerância.

Apesar de estarmos em pleno século XXI, tem-se a percepção de que ocorre um aumento da frequência, assim como da intensidade, das manifestações de intolerância nos mais diferentes níveis socioculturais e econômicos.

Na sequência, serão expostas algumas manifestações de intolerância que se tornaram mais evidentes no Brasil pelo fenômeno disseminado das mídias de comunicação.

Racismo

Não é a intenção aqui discutir os aspectos históricos, sociais e antropológicos do racismo. Mas questionar o porquê das manifestações de racismo, principalmente através de redes sociais na internet, se tornaram tão frequentes, principalmente (em percepção na mídia) entre mulheres famosas. Jornalistas, atrizes, modelos, cantoras e outras profissões já tornaram públicas as ofensas racistas sofridas em redes sociais. Entre os homens, os atletas, principalmente do futebol, parecem ser os alvos mais visíveis. E isso não minimiza os casos que afetam pessoas anônimas em geral.

É curioso notar que (a falsa) sensação de segurança gerada pela emissão de comentários de cunho racista em redes sociais, feitas à distância, em uma condição de aparente anonimato, parecem proteger o(a) agressor(a), sem poupar o(a) agredido(a) da exposição pública.

As manifestações de intolerância racial vão além da questão ética. Existem dois crimes possíveis relacionados a este tipo de comportamento: a injúria racial e o racismo.

Segundo o Conselho Nacional de Justiça (CNJ, 2015) a <u>injúria racial</u> caracteriza-se por ofender a honra de alguém se valendo de elementos referentes à raça, cor, etnia, religião ou origem e é prevista no artigo 140, parágrafo 3º, do Código Penal, que estabelece a pena de reclusão de um a três anos e multa, além da pena correspondente à violência, para quem cometê-la.

Já o crime de <u>racismo</u> atinge uma coletividade indeterminada de indivíduos, discriminando toda a integralidade de uma raça. Ao contrário da injúria racial, o crime de racismo previsto na Lei nº 7.716/1989 é inafiançável e imprescritível.

Se as manifestações de racismo são preocupantes na esfera das manifestações individuais, ainda que ocorram de formas agrupadas, mas não necessariamente organizadas no ambiente virtual, o que pensar das manifestações de racismo na sua forma social e estruturada no Estado.

O Anuário Brasileiro de Segurança Pública 2016, revelou dados alarmantes. Dentre os mortos de forma violenta no Brasil, 73% são negros (68% em 2014). Dentre os presos, 61% têm a pele de cor preta ou parda. A maioria está encarcerada por pequenos crimes, muitas vezes sem julgamento. Ainda, a proporção de negros mortos (são 30,5% mais vítimas de homicídios) ou presos (18,4% mais encarcerados) é bem maior que a proporção deste mesmo segmento na população que, segundo o IBGE, os negros (pretos e pardos) são 52% dos habitantes do país.

A população negra é reconhecidamente mais vulnerável à menor renda, desemprego, analfabetismo e à violência em geral. O que se esperar do acesso à educação, saúde e qualidade de vida?

A origem, estruturação, manutenção e perpetuação do racismo são complexas e multifatoriais. Não cabe em uma análise sucinta.

Contudo, cabe à Bioética manter este tema visível, pertinente e em discussão constante para a busca de propostas, se não de solução, pelo menos de atenuação desta forma de intolerância.

Questões de gênero

A violência de gênero, seja contra a mulher (sexo ou gênero feminino), seja contra pessoas homoafetivas (de gênero masculino ou feminino com atração pelo seu próprio gênero), transgêneros ou intersexuais guardam de alguma forma associação no fato da valorização social histórica do gênero masculino como dominante, conhecida como <u>machismo</u>.

O machismo pode ser considerado como a forma de opressão pelo masculino. Sob esta palavra podem se ocultar diferentes formas de intolerância com suas mais variadas manifestações. Inclusive do indivíduo masculino – que ao ser machista, se crê detentor de poder por sua condição de gênero – para outros indivíduos masculinos que não tem a crença ou a necessidade desse poder, mesmo que estes últimos não sejam homoafetivos, transgêneros, intersexuais, ou simplesmente respeitem o gênero feminino em sua condição humana essencial.

Intolerância contra a mulher

A intolerância, e consequente violência contra a mulher atinge números alarmantes no Brasil. O Anuário Brasileiro de Segurança Pública 2016, mostrou que em 2013, foram registrados 50.320 estupros no país (50.224 em 2012). Verifica-se que somente 35% das vítimas de estupro relatam o fato às polícias, o que leva a uma estimativa de cerca de 143 mil estupros no mesmo ano.

Apesar da existência da Lei nº 11.340/2006 (conhecida como Lei Maria da Penha), que buscou criar mecanismos para coibir a violência doméstica e familiar contra a mulher, assim como a eliminação de todas as formas de discriminação contra as mulheres, os números no Brasil permanecem altos.

Segundo Waiselfisz (2015), foram contabilizados 4,8 homicídios a cada 100 mil mulheres, número que coloca o Brasil no 5º lugar no ranking de países nesse tipo de crime. Dos 4.762 homicídios de mulheres registrados em 2013 no Brasil, 50,3% foram praticados por familiares, sendo que em 33,2% dos casos, o crime foi cometido pelo parceiro ou ex-parceiro. As quase 5 mil mortes representam 13 homicídios femininos diários em 2013.

Uma campanha educativa intitulada "Homem de Verdade não Bate em Mulher" foi lançada pelo Banco Mundial (The Worldbank Group, 2013) com a colaboração de atores renomados e a própria Maria da Penha para conscientizar a população em geral da dimensão e gravidade do problema social relacionado à intolerância e violência contra mulher no Brasil (Figura 23.2).

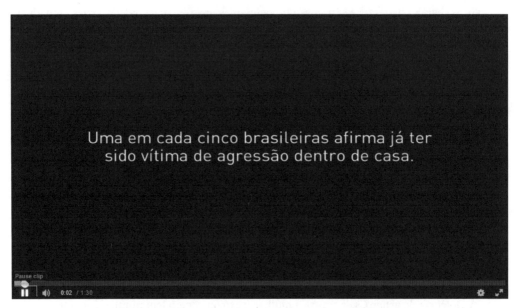

Figura 23.2 – Tela inicial da campanha "Homem de Verdade não Bate em Mulher", lançada em 2013 pelo Banco Mundial.

Disponível em: http://www.worldbank.org/pt/news/video/2013/03/08/Brasil-video-campanha-homem-verdade-nao-bate-mulher-celebridades.

À parte da violência física contra as mulheres, deve-se lembrar da inferiorização social. Camargo (2017) descreve a subordinação histórica da mulher ligada às mais diferentes religiões; a negação dos direitos individuais ligados ao seu próprio corpo – que é visto politicamente como responsabilidade da coletividade – por ser este encarado como objeto a serviço da função biológica da reprodução. O autor descreve que: *"Mas, contabilizada pela tradição tão somente como a serviçal da espécie, a mulher é constrangida e pilhada de seus plenos direitos à individualidade, devido ao compromisso a ela imposto pela sociedade de ser a garantia e a promessa de sobrevivência do grupo"*.

Pode-se afirmar aqui, em continuidade, o apoio histórico e sistemático da Medicina nesta política. Afinal, as decisões sobre o direito reprodutivo, do planejamento familiar e mesmo da saúde em geral ainda são conquistas históricas muito recentes para o gênero feminino. Muito ainda tem que ser trilhado para a conquista de uma autonomia mais ampla para as mulheres. A mulher terá ainda muito que lutar para se apropriar de seu próprio corpo.

Em um senso mais amplo, cabe lembrar ainda as maiores limitações de oportunidades de trabalho; os menores salários no exercício das mesmas funções que os homens; as obrigações maiores para com a descendência, tanto em tempo dedicado como obrigação de sua manutenção (alimentação e higiene) como na sua educação. Menos de um século para terem o direito de votar. Sem contar o julgamento moral negativo ao qual são submetidas as mulheres que decidem serem sexualmente livres, não se reproduzir, ou se reproduzir sem demandar o auxílio masculino, além da (ainda) necessária utilização de espermatozoides como meio biológico.

Camargo (2017) coloca ainda o problema de que *"Todos os filósofos centrais da história oficial do pensamento são homens e tratam os temas femininos exatamente como o senso comum e vulgar de sua época, sem empreender qualquer reflexão mais ampla sobre o pensamento da mulher ou sobre a mulher como objeto de reflexão"*. Seu artigo descreve de forma clara como historicamente desde as religiões, mas principalmente no âmbito da Filosofia (desde Aristóteles, passando por Tomás de Aquino, Kant, Hegel, até Nietzsche) ocorreu uma sustentação da inferioridade da mulher em relação ao homem. Este autor afirma: *"No ocidente, muito raramente o pensamento filosófico de uma mulher chegou a gozar de boa reputação entra a comunidade de pensadores"*; e ainda que *"Apenas com as feministas, no último quarto do século XX, a contragosto dos pensadores masculinos, a mulher começa a se imiscuir no mundo machista da reflexão filosófica"*.

Ou seja, ousar igualar o feminino ao masculino, não só na esfera do biológico e do social, mas também no pensamento organizado (Filosofia e Ciência) parece ser motivo para que sejam alvo da intolerância.

Cabe à Bioética orientar quanto à dimensão e gravidade desse problema em nossa sociedade, não só focando em profissionais da saúde, mas em toda a população de forma a promover um diálogo mais coerente para a busca de soluções para este tipo de intolerância. Neste contexto, iniciar esta proposta com a seguinte questão: será que o ser humano do sexo masculino pode encarar que, talvez, a outra face de *Janus* seja do sexo feminino?

Intolerância contra homossexuais, transgêneros e intersexuais

A atração sexual e afetiva entre pessoas do mesmo causa há muito tempo discussões dentre as mais variadas áreas do conhecimento humano, como a Medicina, a Psicologia, a Antropologia, a Sociologia, o Direito e a Religião. Esta condição humana é historicamente estigmatizada e discriminada, sofrendo intolerância e consequentemente, violência.

Da mesma forma sofrem com intolerância e violência, pessoas cuja individualidade e identidade psíquicas discordam do seu sexo biológico (transgêneros), ou ainda aquelas que apresentam situações genéticas, anatômicas e fisiológicas que dificultam a definição do seu sexo biológico (intersexuais) e consequentemente sua adequação aos padrões masculino ou feminino para aceitação social.

Capítulo 23 **123**

A intolerância contra as pessoas desses diferentes grupos parece estar associada à uma dificuldade de entendimento por grande parte da população, mesmo entre profissionais da saúde, sobre as definições de sexo (biológico: fêmea, macho), gênero (ou papel de gênero: feminino, masculino) e orientação sexual (heterossexual, homossexual, bissexual, assexual) e suas inter--relações. O termo transgênero se refere às pessoas cujo papel de gênero (feminino ou masculino) é discordante do seu sexo biológico (macho ou fêmea) enquanto o termo cisgênero se refere às pessoas nas quais o sexo biológico e o papel de gênero são concordantes (fêmea-feminino; macho-masculino).

Primeiramente é necessário entender que o sexo biológico não é definido de forma simplista como muitos gostariam. O sexo de um indivíduo pode ser definido com base diferentes critérios como: cromossômico; genético; celular; tecidual; gonadal; hormonal; anatômico; psicológico; social. Vai muito além das combinações dos cromossomos sexuais XX (fêmea) e XY (macho).

O processo de diferenciação sexual tem diferentes genes envolvidos. O *SRY* (localizado no cromossomo Y com maior frequência) isoladamente pode mudar o desenvolvimento de uma gônada de ovário para testículo (Ainsworth, 2015; Sinclair et al., 1990; Berta et al., 1990). A translocação desse gene para outro cromossomo pode produzir indivíduos 46XX, mas com características de genitais e fenótipo masculino típico (1:20.000 nascimentos), como também é possível encontrar indivíduos 46XY com deleção do gene *SRY* que são fenotipicamente do sexo feminino (Ergun-Longmire et al., 2005). A descoberta de que outros genes (WNT4, RSPO1, Foxl2, Dmrt1) podem modificar o desenvolvimento ou até alterar gônadas já diferenciadas (Jordan et al., 2001; Tomaselli et al., 2011; Unlenhaut et al., 2009; Matson et al., 2011) tornou o entendimento da diferenciação sexual ainda mais complexa.

Estas informações são necessárias para compreender que a origem genética do sexo não afeta necessariamente a orientação sexual de um indivíduo. Há estimativas de que ao menos uma a cada 100 pessoas tenha alguma alteração do desenvolvimento ou até mesmo ambiguidade sexual, frequentemente não perceptíveis a um exame não detalhado da conformação genital externa ou dos caracteres sexuais secundários. Mesmo variações da posição da saída da uretra em homens (as hipospádias, que ocorrem em 1 a cada 300 nascimentos) podem estar ligadas a alterações do desenvolvimento sexual (Fausto-Sterling, 2000; Santos, 2006; Ainsworth, 2015).

Ter uma alteração no desenvolvimento do sexo biológico não significa ter necessariamente uma da orientação sexual diferente da heterossexual de forma associada.

A orientação sexual de uma pessoa mostra por quais gêneros ela sente-se (ou não) atraída. São reconhecidos quatro padrões de orientação sexual normais (APA, 2002): a) Assexualidade: que se caracteriza pela indiferença à atração física, estética e/ou prática sexual, quer pelo sexo distinto ou o mesmo sexo que o seu; b) Heterossexualidade: refere-se à atração física, estética, sexual, romântica e/ou emocional entre pessoas de sexos distintos e é considerada a mais comum; c) Bissexualidade: caracterizada pela atração física, estética, sexual, romântica e/ou emocional por pessoas tanto do mesmo sexo como do sexo distinto com níveis variantes mais ou menos intensas de interesse por cada um, ou seja, sente atração por ambos os sexos; d) Homossexualidade: caracterizada pela atração física, estética, sexual e/ou emocional por outro ser do mesmo sexo e se refere a um padrão duradouro de experiências sexuais, afetivas e românticas principalmente ou exclusivamente entre pessoas do mesmo sexo.

Apesar da dificuldade em se estimar, evidências históricas indicam que 2 a 10% da população são homossexuais (Stephens-Davidowitz, 2013). A homossexualidade foi detectada em cerca de cinco mil espécies animais (estudada e devidamente comprovada em cerca de 500), incluindo mamíferos, aves e platelmintos (Bagemihl, 1999). Mesmo com os estereótipos sociais considerando a homossexualidade (e a bissexualidade) como distúrbios, décadas de pesquisa e experiência clínica levaram as principais correntes médicas e organizações de saúde mental a considerar estas orientações sexuais como formas normais de experiência humana, não sendo encontradas associações inerentes entre as orientações sexuais distintas da heterossexualidade com psicopatologias (APA, 2002; Prause & Graham, 2007; Bogaert, 2004).

Historicamente a atração entre pessoas do mesmo sexo já foi considerada como pecado, perversão e até mesmo doença (originando o termo homossexualismo, com o sufixo "ismo" indicando doença). Em 1973 a American Psychiatric Association retirou o "homossexualismo" da lista do The Diagnosticand Statistical Manual of Mental Disorders, a DSM-III (Lamberg, 1998), considerando que "*a homossexualidade em si não implica qualquer prejuízo no julgamento, estabilidade, confiabilidade ou capacidades gerais sociais e vocacionais*". Na DSM-IV (1994) já não havia a menção à homossexualidade como distúrbio e assim foi mantido na DSM-V (2013).

A homossexualidade foi retirada da lista de doenças mentais da Classificação Internacional de Doenças (CID-10, 1998) em 1990. A Anistia Internacional (International Amnesty) passou a considerar a discriminação contra homossexuais uma violação aos direitos humanos em 1991 e em 1992 a Organização Mundial de Saúde declarou que as relações entre duas pessoas do mesmo sexo não se tratavam de "homossexualismo" e sim de homossexualidade.

No Brasil houve avanços recentes neste campo. O Supremo Tribunal Federal (STF) reconheceu em 2011, a união civil entre pessoas do mesmo sexo e a equivalência de direitos patrimoniais (Brasil, 2011). O Conselho Nacional de Justiça (CNJ) passou a reconhecer a possibilidade de dependência econômica na união homoafetiva em 2013 (Brasil. Instrução Normativa Nº 15/2013). Neste mesmo ano foi publicada a Resolução Nº 175, de 14 de maio de 2013, do CNJ autorizando o casamento entre pessoas do mesmo sexo, seja por habilitação direta, seja por conversão de união estável, determinando que "é vedada às autoridades competentes a recusa de habilitação, celebração de casamento civil ou conversão de união estável em casamento entre pessoas de mesmo sexo". Com estes dispositivos legais considera-se que já não existem impedimentos de qualquer natureza para que um casal homoafetivo pleiteie a adoção conjunta de uma criança pois o art. 42,§ 2º do Estatuto da Criança e do Adolescente (Brasil, 1990) coloca como requisito para a adoção conjunta que os candidatos sejam unidos pelo matrimônio ou vivam em união estável, comprovada a estabilidade da família.

Contudo, até a presente data não existe legislação em âmbito nacional para punição da discriminação ou preconceito por orientação sexual, mas somente leis estaduais e municipais que estabelecem igualdade de direitos e/ou criminalizam a discriminação por orientação sexual.

Mesmo com a evolução no campo científico na sua compreensão, a homossexualidade ainda é considerada ilegal em 76 países do mundo e em sete pode levar à pena de morte, como abordado no vídeo da campanha *Free and Equal* do United Nations Human Rights Office de 2014 (Figura 23.3).

Com isso, a intolerância e a violência contra indivíduos homossexuais, transgêneros ou intersexuais atinge patamares chocantes. No Brasil, a Secretaria de Direitos Humanos (SDH, 2012) da Presidência da República divulgou que foram registradas pelo poder público 3.084 denúncias de 9.982 violações relacionadas à população LGBT. Com relação a 2011, houve um aumento de 166,09% de denúncias e 46,6% de violações, quando foram notificadas 1.159 denúncias de 6.809 violações de direitos humanos contra LGBTs. É considerado ainda que haja subnotificação de casos. Segundo estudo realizado pelo Grupo Gay da Bahia (GGB) em 2012, citado por Affonso (2013), ocorreram 338 homicídios (1 morte a cada 26 horas) colocando o Brasil em primeiro lugar no ranking de assassinatos homofóbicos no mundo, com 44% dos casos.

Apesar das diferenças que podem ser observadas quando comparadas às mulheres heterossexuais, os fenômenos de intolerância e violência, quando direcionados a homoafetivos, transgêneros

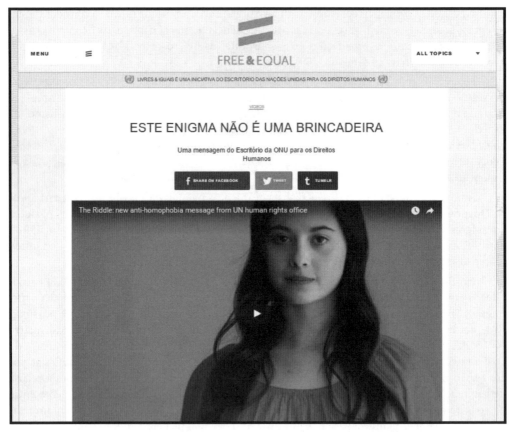

Figura 23.3 – Tela inicial da campanha "Free & Equal", lançada em 2014 pelo United Nations Human Rights Office.

Disponível em: https://www.unfe.org/pt/actions/the-riddle-15.

e intersexuais guardam também uma relação clara com o machismo e a opressão pelo gênero masculino. Contudo, não se pode negligenciar o fato de que, mesmo mulheres heterossexuais cisgênero podem ser responsáveis por manifestações de intolerância contra estas populações.

As discussões bioéticas colaboram para que haja esclarecimento tanto das características biológicas como psicossociais que tornam este grupo de pessoas de sexualidade e gêneros múltiplos e diversos, uma população vulnerável, mas sem deixar de lado as especificidades de cada um dos tipos que foram agrupados. Homossexuais são distintos de transgêneros assim como estes últimos são também distintos dos intersexuais. O estímulo à compreensão dos termos cisgênero e transgênero pode colaborar muito para uma melhor aceitação das pessoas como elas são, promovendo o respeito à diversidade de orientações sexuais e seu caráter não anormal e não patológico, de forma a promover uma convivência social mais harmônica, igualitária e equitativa. Janus pode olhar não só para frente e para trás, mas também para os lados e em diferentes ângulos.

Questões religiosas e políticas

Generalizações oferecem riscos. Exceções podem ser pouco frequentes, mas sempre presentes. Mas em geral, enquanto se trata de intolerância racial, de gênero, de orientação ou condição sexual, as pessoas ou grupos que são vítimas têm características físicas e comportamentais próprias associadas que permitem que se distingam com maior facilidade entre as demais e tornem-se alvo da intolerância. Ou seja, o objeto da intolerância é a pessoa, o indivíduo em si.

Há algo que difere quando se trata da intolerância nas esferas da religião e da política. O alvo da discriminação passa a ser a forma do <u>livre pensar</u> da pessoa, do indivíduo, mais do que suas características físicas inatas. Quer na esfera da sua crença (ou não) no sagrado – a religião – quer no âmbito de sua forma de pensar seus ideais de organização social – a política.

Retomando Compte-Sponville (1995): *"O problema da tolerância só surge nas questões de opinião. É por isso que ele surge com tanta frequência, e quase sempre."... "Ora, o que é uma opinião, senão uma crença incerta ou, em todo caso, se outra certeza que não subjetiva?".* Nos dois casos, religião e política, a palavra "opinião" é frequentemente substituída por *"verdade"*. E para <u>verdade</u>, na perspectiva de quem acredita detê-la como se seu dono fosse não há incerteza ou subjetividade.

A análise da intolerância nestas questões específicas, religião e política, quando juntadas à Bioética, é demasiadamente complexa para ter a pretensão de ser completa. O que se propõe é um olhar sobre os temas, como ponto de partida para reflexões.

Intolerância religiosa

A Organização das Nações Unidas (ONU, 1981) proclamou a *"Declaração sobre a eliminação de todas as formas de intolerância e discriminação fundadas na religião ou nas convicções".* Desta forma, considera-se que todo ser humano tem direito à liberdade de pensamento, de consciência e de religião. Isto inclui a liberdade de ter uma religião ou crença de sua escolha, qualquer que seja, sendo livre para manifestá-la individual ou coletivamente, tanto em público quanto em particular, com base no seu primeiro artigo. Assumiu-se que a discriminação entre seres humanos por motivos de religião ou crença constitui uma ofensa à dignidade humana, a ser condenada como uma violação dos Direitos Humanos e das liberdades fundamentais, segundo a Declaração Universal dos Direitos Humanos (ONU, 1948).

A Constituição Brasileira (Brasil, 1988), na mesma direção, prevê no seu artigo 5º, inciso VI: "É inviolável a liberdade de consciência e de crença, sendo assegurado o livre exercício dos cultos religiosos e garantida, na forma da lei, a proteção aos locais de culto e suas liturgias». O Código Penal Brasileiro (Brasil, 1940) prevê como crime em seu artigo 208: *"Escarnecer de alguém publicamente, por motivo de crença ou função religiosa; impedir ou perturbar cerimônia ou prática de culto religioso; vilipendiar publicamente ato ou objeto de culto religioso".* A lei nº 7.716 (Brasil, 1989) criminaliza a discriminação baseada na raça, cor, etnia, religião ou nacionalidade.

A lei de Diretrizes e Bases da Educação Nacional (Brasil, 1996), coloca, no seu artigo 33: *"O ensino religioso, de matrícula facultativa, é parte integrante da formação básica do cidadão e constitui disciplina dos horários normais das escolas públicas de ensino fundamental, assegurado o respeito à diversidade cultural religiosa do Brasil, vedadas quaisquer formas de proselitismo",* ou seja, é obrigatório respeitar a liberdade religiosa do aluno e tentar convertê-lo para outra religião.

Apesar de todos os dispositivos legais, a intolerância religiosa é um fenômeno mundial avassalador. A Fundação Pontifícia Ajuda à Igreja que Sofre (ACN, 2016) disponibilizou a 13ª edição do relatório Liberdade Religiosa no Mundo que avalia a situação da liberdade religiosa em 196 países, incluindo o Brasil.

No Brasil, consta neste relatório que entre 2014-2015, de uma lista com trinta notícias na Internet relativas ao assunto, o relato registrou a religião da vítima em vinte e seis casos e a religião dos agressores em sete casos. Entre as vítimas, 61% eram de religiões afro-brasileiras, 23% eram católicos e 11% eram muçulmanos. Mesmo com números reduzidos, em termos relativos,

Capítulo 23 **127**

nota-se uma preponderância de ataques contra religiões afro-brasileiras e muçulmanos. No caso dos agressores, onde o registro da religião foi mais difícil, 86% dos casos foram atribuídos a evangélicos ou evangélicos pentecostais (no Brasil, genericamente o termo 'evangélico' é usado para referir especificamente os Pentecostais, embora possa ser usado para todos os Protestantes). Possivelmente a maior incidência de manifestações intolerância contra praticantes de religiões afro-brasileiras e muçulmanos esteja relacionada à maior facilidade de serem reconhecidos por suas indumentárias.

Segundo a ACN (2016) Brasil tem conflitos a nível governamental relativos ao conceito de laicismo e à sua aplicação nas políticas públicas. A disputa – assim como em outros países ocidentais – gira principalmente em torno de assuntos como o aborto, o casamento entre pessoas do mesmo sexo e a educação religiosa confessional. Em se tratando do aborto e do casamento entre pessoas do mesmo sexo, os assuntos são associados ao fundamentalismo religioso, considerado preconceituoso e contrário às liberdades e direitos individuais. Curiosamente, os grupos religiosos e os militantes pró-vida alegam que as acusações de fundamentalismo e são usadas para lhes tirar o direito de expressão na defesa dos direitos humanos.

No período abrangido pelo relatório da ACN (2016), a controvérsia esteve centrada principalmente em dois tópicos: o direito à objeção de consciência por parte de médicos e outros funcionários públicos e possíveis mudanças na legislação sobre abortos legais no país. Outra questão polêmica foi a da inclusão da teoria de gênero no núcleo oficial do currículo escolar obrigatório.

As questões de intolerância religiosa trazem à tona um grande dilema para o pensar e o atuar na Bioética. Ao mesmo tempo em que se deve respeitar o direito e à liberdade à religião, tolerando suas diferentes manifestações, torna-se difícil tolerar todas e quaisquer de suas manifestações quando estas, por si só, transformam-se em manifestações de intolerância e discursos de ódio (que evocam da sua condição de fundo religioso para serem respeitadas incondicionalmente), sob a alegação de liberdade de expressão.

Em 2014, 33 mulheres foram presas por aborto, 12 delas no Estado de São Paulo e em pelo menos sete casos a denúncia foi feita por médicos, desrespeitando o sigilo profissional previsto pelo Código de Ética Médica. A Defensoria Pública enfatiza que em caso de abortamento, natural ou induzido, médicos são proibidos de comunicar o fato à Polícia ou à Justiça (Maciel, 2014). Não fica clara a motivação das denúncias por parte dos profissionais médicos nos casos, mas é curioso o fato de que ao se tentar o cruzamento de palavras-chaves para levantamento, a denúncia de abortamento surge ligada à questão religiosa.

Outro assunto polêmico na Bioética, ligando medicina e religião recai sobre o direito de recusa de tratamento. De forma mais clara, a persistente questão de que, se as transfusões de sangue podem ser recusadas pelas Testemunhas de Jeová. Os profissionais da saúde em geral, não só médicos, manifestam resistência em aceitar a decisão autônoma de um(a) paciente Testemunha de Jeová que recusa transfusão por motivo religioso, mesmo quando orientados e conscientes de suas consequências, fora de situações emergenciais.

As transfusões de sangue são quase sempre associadas a salvar vidas. O sangue doado é extensiva e intensivamente testado para diferentes agentes patógenos e doenças (HIV, HTLV I e II, Sífilis, Chagas, hepatites etc.). Mas pode-se afirmar que seja um procedimento terapêutico absolutamente seguro? Se não há testes sorológicos para os vírus da dengue, Chikungunya, Zika, entre outros, para o sangue doado; se há casos de transmissão desses patógenos registrados na literatura científica médica (OH et al. 2015; Simmons et al., 2016; Williamson et al. 2017; Goodnough & Marques, 2017), se não há consenso se procedimentos de inativação de patógenos em são realmente efetivos em todas as formas de hemoderivados (plasma, hemácias, plaquetas, leucócitos, etc.), deve haver obrigatoriedade para todos em aceitar uma transfusão como tratamento?

Se o procedimento não é absolutamente seguro, pode-se alegar o direito de recusá-lo na forma de uma transfusão por razões biológicas científicas. Mas por que não por motivos religiosos? Por que esta informação não é divulgada ampla e claramente, dentro dos critérios de verdade propostos na Bioética, para a população em geral?

Há outros temas para discussões bioéticas transitando entre a medicina e a religião. Suicídio assistido, ortotanásia, alta a pedido, aceitação da necropsia seriam só alguns exemplos que poderiam estender imensamente – senão interminavelmente – a questão sobre a intolerância religiosa.

No contexto aqui proposto, cabe perguntar qual das faces de Janus vê a intolerância da ciência médica para com a religião, qual vê a intolerância da religião para com a ciência médica. E se é possível o diálogo entre elas.

Intolerância política

À semelhança do que foi discutido para a questão da religião, a intolerância política tornou-se um fenômeno cada vez mais evidente. No mundo e no Brasil.

Da mesma forma que nas religiões, o posicionamento político é baseado em opiniões e crenças, assumidas como "verdades".

À parte de partidarismos, em tempos de crise econômico-social, exacerbam-se as rivalidades sobre as tomadas de decisões sobre quais caminhos um povo deve trilhar, rivalizando aqueles que estão no poder com aqueles que não estão, mas gostariam de estar.

Não há de forma explícita na legislação brasileira a tipificação de crime de intolerância política. A intolerância política pode vir mais ou menos dissimulada na forma de outros crimes.

Um fato recente ocorrido no Brasil chamou a atenção para a questão da intolerância política e sua interface com a Bioética: a recusa de uma médica em atender uma criança, filha de uma vereadora vinculada a um partido político específico, sendo a questão partidária a alegação para a recusa do atendimento.

O Código de Ética Médica (CFM, 2009) coloca em seu Capítulo 1 – Princípios Fundamentais que: *I - A Medicina é uma profissão a serviço da saúde do ser humano e da coletividade e será exercida sem discriminação de nenhuma natureza.* No mesmo capítulo também se encontra: *VII - O médico exercerá sua profissão com autonomia, não sendo obrigado a prestar serviços que contrariem os ditames de sua consciência ou a quem não deseje, excetuadas as situações de ausência de outro médico, em caso de urgência ou emergência, ou quando sua recusa possa trazer danos à saúde do paciente.*

O dilema bioético reside no confronto entre "sem discriminação de nenhuma natureza" e "os ditames de sua consciência".

Estando no mesmo código, nos mesmos princípios fundamentais, os itens I e VII colocam subjetividade onde deveria haver somente objetividade. Em termos políticos, qual é o limite entre discriminação e ditame de consciência?

Mesmo que se interprete que um profissional possa recusar atendimento a um paciente, não sendo a situação uma emergência, se esta recusa se dá por motivação política, fica a sensação – de tristeza e lamentação – de que uma ideologia, opinião ou crença possa valer mais do que o bem-estar, a saúde e a vida humana, por si.

Há o contra-argumento de que, no caso de um resultado desfavorável no tratamento – fato este possível, eventualmente previsível ou até mesmo provável – não haveria tolerância para com a profissional responsável pelo atendimento, pela mesma motivação política, o que resultaria em um injusto processo contra a mesma. Apesar de possível, o fato não seria menos triste ou lamentável.

Capítulo 23   129

A motivação por intolerância política para o não atendimento médico de uma pessoa torna-se a ponta de um gigantesco *iceberg* de possibilidades de intolerâncias diversas. E se o não atendimento fosse motivado por religião? Por uma questão de gênero ou racial? O resultado final seria o mesmo: colocar-se-ia o suposto direito de ditame de consciência como justificativa para exercer a intolerância. O ideal seria procurar aceitar e conviver com o paciente como ele é, portanto, esforçando-se pela tolerância, no seu sentido mais amplo e desejado: o do <u>respeito</u>.

Ainda que dissimuladas para não esbarrarem na esfera da Lei, as diferentes formas de intolerância colocam opiniões e crenças à frente do sofrimento humano e da liberdade de administrar a própria vida.

Conclusão

Palavras escritas não têm entonação. Muitas vezes a interpretação do que está escrito depende muito mais do estado de ânimo de quem lê do que daquele que escreve.

Para que haja um diálogo com compreensão mútua, ainda é imprescindível tanta atenção ao "como se fala" quanto ao "*o quê se fala*". Nas questões de intolerância e sua interface com a Bioética, para que não se criem mais e maiores problemas é necessário – o dificílimo – exercício de não se crer detentor ou detentora de uma verdade, assumida como única e absoluta.

Vivemos e nos guiamos de acordo com nossos valores, princípios, crenças e ideologias. Deveríamos nos abrir a ver, ouvir, analisar e aprender com os valores, princípios, crenças e ideologias do outro, que nos é distinto.

Parafraseando Compte-Sponville (1995), muitas vezes é preciso tolerar o que não se quer amar ou respeitar. Mas também há o intolerável, que se deve combater, para não ser conivente com o que é desprezível e detestável. A tolerância é uma virtude pequena, mas necessária e acessível.

Que sejam dados espelhos a todas as mãos de Janus. Que suas mãos possam encontrar os ângulos corretos para que suas duas faces – constantemente olhando em sentidos opostos – possam se olhar nos olhos e dialogar expressando seus reais sentimentos, para que estes se tornem visíveis e compreensíveis a cada uma delas. Que estes espelhos reflitam o passado para evitar que erros se repitam no futuro. Que o futuro possa ser visto, ainda que distante, como uma meta a ser atingida. Por ambas.

Mas quem sabe, em uma esperança que não seja utópica, que as faces de Janus, mais do que tolerar, respeitem suas diferenças para que o todo do qual fazem parte não seja destruído.

Referências bibliográficas

1. ACN (2016). Fundação Pontifícia Ajuda à Igreja que Sofre. Disponível em: http://www.acn.org.br/relatorioliberdadereligiosa e http://www.acn.org.br/images/stories/RLRM2016/pDFs/RLRM-2016-Brasil.pdf, acessado em: 21/03/2017.
2. Affonso J. (2013). Brasil tem uma morte de homossexual a cada 26 horas, diz estudo. Disponível em: https://noticias.uol.com.br/cotidiano/ultimas-noticias/2013/01/10/brasil-e-pais-com-maior-numero-de-assassinatos-de-homossexuais-uma-morte-a-cada-26-horas-diz-estudo.htm, acessado em: 16/03/2017.
3. Ainsworth C. Sex redefined. Nature. 2015 Feb 19;518(7539):288-91.
4. Anuário Brasileiro de Segurança Pública 2016. Fórum Brasileiro de Segurança Pública ano 10, 2016. ISSN 1983-7364. Disponível em: http://www.forumseguranca.org.br/wp-content/uploads/2017/01/Anuario_Site_27-01-2017-RETIFICADO.pdf. Acessado em: 08/03/2017.
5. APA – American Psychological Association (2002) – http://www.apa.org/topics/lgbt/orientation.aspx , acessado em 29/01/2015.
6. ARENDT, H (2013). As origens do totalitarismo. Companhia de Bolso. ISBN: 9788535922042. 832 pp.
7. Bagemihl, B. Biological Exuberance - Animal Homosexuality and Natural Diversity.St. Martin's Press, 1999.

8. Berta, P.; Hawkins, J.R.; Sinclair, A.H.; Taylor A; Griffiths, B.L.; Good*fellow*, P.N.; Fellous, M. Genetic evidence equating SRY and the testis-determining factor. Nature. 1990 Nov 29;348(6300):448-50.

9. Bogaert, A.F. Asexuality: Prevalence and associated factors in a national probability sample. Journalof Sex Research. 2004 me 41, Issue 3, 279-287.

10. Brasil (1940). Código Penal. Disponível em: http://www.planalto.gov.br/ccivil_03/decreto-lei/del2848compilado.htm, acessado em: 21/03/2017.

11. Brasil (1988). Constituição da República Federativa do Brasil de 1988. Disponível em: http://www.planalto.gov.br/ccivil_03/constituicao/constituicaocompilado.htm , acessado em: 21/03/2017.

12. Brasil (1989). Lei nº 7.716, de 5 de janeiro de 1989. Define os crimes resultantes de preconceito de raça ou de cor. Disponível em: http://www.planalto.gov.br/ccivil_03/leis/L7716.htm , acessado em: 21/03/2017.

13. Brasil (1989). LEI nº 7.716/1989. Define os crimes resultantes de preconceito de raça ou de cor. Disponível em: http://www.planalto.gov.br/ccivil_03/leis/L7716.htm . Acessado em: 08/03/2017.

14. Brasil (1990). Lei Nº 8.069, de 13 de julho de 1990. "Dispõe sobre o Estatuto da Criança e do Adolescente e dá outras providências". http://www.planalto.gov.br/ccivil_03/LEIS/L8069.htm , acessado em 05/11/2015.

15. Brasil (1996). Lei nº 9.394, de 20 de dezembro de 1996. Estabelece as Diretrizes e Bases da Educação Nacional. Disponível em: http://www.planalto.gov.br/ccivil_03/leis/L9394.htm , acessado em: 21/03/2017.

16. Brasil (2006). Lei nº 11.340/2006. Cria mecanismos para coibir a violência doméstica e familiar contra a mulher, nos termos do § 8º do art. 226 da Constituição Federal, da Convenção sobre a Eliminação de Todas as Formas de Discriminação contra as Mulheres e da Convenção Interamericana para Prevenir, Punir e Erradicar a Violência contra a Mulher; dispõe sobre a criação dos Juizados de Violência Doméstica e Familiar contra a Mulher; altera o Código de Processo Penal, o Código Penal e a Lei de Execução Penal; e dá outras providências. Disponível em: http://www.planalto.gov.br/ccivil_03/_ato2004-2006/2006/lei/l11340.htm . Acessado em: 08/03/2017.

17. Brasil (2011). Supremo Tribunal Federal. "Supremo reconhece união homoafetiva", 2011. http://www.stf.jus.br/portal/cms/verNoticiaDetalhe.asp?idConteudo=178931 , acessado em 05/11/2015.

18. Brasil (2013). Conselho Nacional de Justiça. Instrução Normativa Nº 15, de 10 de janeiro de 2013. "Dispõe sobre o instituto da dependência econômica no âmbito do Conselho Nacional de Justiça". http://www.cnj.jus.br/busca-atos-adm?documento=231 , acessado em 05/11/2015.

19. Brasil (2013). Conselho Nacional de Justiça. Resolução Nº 175, de 14 de maio de 2013. "Dispõe sobre a habilitação, celebração de casamento civil, ou de conversão de união estável em casamento, entre pessoas de mesmo sexo", http://www.cnj.jus.br/busca-atos-adm?documento=2504 , acessado em 05/11/2015.

20. Camargo, M.H. (2017). Apenas homens pensam? Filosofia (São Paulo), Edição 123: v. 1, p. 15-23. ISSN:1809-9238.

21. CID-10. Classificação Internacional de Doenças. 10ª Edição. Organização Mundial da Saúde. Disponível em: http://www.cremesp.org.br/pdfs/cid10_ultimaversaodisponivel_2012.pdf , acessado em: 17/03/2017.

22. Compte-Sponville, A. (1995). Pequeno tratado das grandes virtudes. 1ª edição. Martins Fontes. ISBN 85-336-0444-0. 392 pp.

23. Conselho Federal de Medicina – CFM (2009). Resolução 1.931/09. Código de Ética Médica. Disponível em https://portal.cfm.org.br/images/stories/biblioteca/codigo%20de%20etica%20medica.pdf, acessado em: 03/03/2017.

24. Conselho Federal de Medicina – CFM (2016). CFM convida sociedade a contribuir na reforma do Código de Ética Médica. Disponível em https://portal.cfm.org.br/index.php?option=com_content&view=article&id=26268:2016-06-29-19-49-07&catid=3 , acessado em: 03/03/2017.

25. Conselho Nacional de Justiça – CNJ (2015). Conheça a diferença entre racismo e injúria racial. Disponível em: http://www.cnj.jus.br/noticias/cnj/79571-conheca-a-diferenca-entre-racismo-e-injuria-racial , acessado em: 08/03/2017.

26. DSM-IV (1994). The Diagnostic and Statistical Manual of Mental Disorders, 4th Edition. American Psychiatrich Association.

27. DSM-V (2013). The Diagnostic and Statistical Manual of Mental Disorders, 5th Edition.American Psychiatrich Association.

28. Ergun-Longmire, B.; Vinci, G.; Alonso, L.; Matthew, S.; Tansil, S.; Lin-Su, K.; Mcelreavey, K.; New, M.I. Clinical, hormonal and cytogenetic evaluation of 46, XX males and review of the literature. J Pediatr Endocrinol Metab. 2005 Aug;18(8):739-48.

29. Fausto-Sterling, A. Sexing the Body: Gender Politics and the Construction of Sexuality. New York: Basic Books (2000).

30. Goodnough LT, Marques M.B. Zika Virus and Patient Blood Management. AnesthAnalg. 2017 Jan; 124(1):282-289.

31. Jordan, B.K.; Mohammed, M.; Ching, S.T.; Délot, E.; Chen, X.N.; Dewing, P.; Swain, A.; Rao, P.N.; Elejalde, B.R.; Vilain, E. Up-regulation of WNT-4 signaling and dosage-sensitive sex reversal in humans. Am J Hum Genet. 2001 May; 68(5):1102-9.

32. Lamberg, L. Gay Is Okay With APA—Forum Honors Landmark 1973 Events. JAMA. 1998 280(6):497-499.

33. Maciel, E. 33 mulheres foram presas por aborto em 2014 - Em São Paulo, pelo menos sete das presas foram denunciadas por médicos. Disponível em: http://exame.abril.com.br/brasil/33-mulheres-foram-presas-por-aborto-em-2014/, acessado em: 21/03/2017.

Capítulo 23

34. Matson, C.K.; Murphy, M.W.; Sarver, A.L.; Griswold, M.D.; Bardwell, V.J.; Zarkower, D.; DMRT1 prevents female reprogramming in the postnatal mammalian testis. Nature. 2011 Jul 20;476(7358):101-4.
35. Oh, H.B.; Muthu, V.; Daruwalla, Z.J.; Lee, S.Y.; Koay, E.S.; Tambyah, P.A. Bitten by a bug or a bag? Transfusion-transmitted dengue: a rare complication in the bleeding surgical patient. Transfusion. 2015 Jul;55(7):1655-61.
36. ONU – Organização das Nações Unidas (1948) - Declaração Universal dos Direitos Humanos. Disponível em: http://www.direitoshumanos.usp.br/index.php/Declara%C3%A7%C3%A3o-Universal-dos-Direitos-Humanos/ declaracao-universal-dos-direitos-humanos.html, acessado em: 21/03/2017.
37. ONU - Organização das Nações Unidas (1981) - Resolução 36/55 - Declaração sobre a eliminação de todas as formas de intolerância e discriminação fundadas na religião ou nas convicções. Disponível em: http://www. direitoshumanos.usp.br/index.php/Preven%C3%A7%C3%A3o-contra-a-Discrimina%C3%A7%C3%A3o-e- Prote%C3%A7%C3%A3o-das-Minorias/declaracao-sobre-a-eliminacao-de-todas-as-formas-de-intolerancia-e- -discriminacao-fundadas-na-religiao-ou-nas-conviccoes.html, acessado em: 21/03/2017.
38. Prause, N.; Graham, C.A. Asexuality: Classification and Characterization. Archivesof Sexual Behavior. 2007 Volume 36, Issue 3, pp 341-356.
39. Santos, M.M.R. Desenvolvimento da identidade de gênero em casos de intersexualidade: contribuições da Psicologia. 2006. 246 f. Tese de doutorado em psicologia. Universidade de Brasília, Brasília, 2006.
40. Secretaria de Direitos Humanos da Presidência da República – SDH (2012). Relatório sobre violência homofóbica no Brasil: ano de 2012. Disponível em: http://www.sdh.gov.br/assuntos/lgbt/pdf/relatorio-violencia-homofobica- -ano-2012 , acessado em:16/03/2017.
41. Segre, M.; Cohen, C. (2002). Bioética. 3ª edição. EDUSP. ISBN 13: 978-85-314-0304-0. 224 pp.-
42. Simmons, G.; Brès, V.; Lu, K.; Liss, N.M.; Brambilla, D.J.; Ryff, K.R.; Bruhn, R.; Velez, E.; Ocampo, D.; Linnen, J.M.; Latoni, G.; Petersen, L.R.; Williamson, P.C.; Busch, M.P. High Incidenceof Chikungunya Virusand Frequency of Viremic Blood Donationsduring Epidemic, Puerto Rico, USA, 2014. Emerg Infect Dis. 2016 Jul;22(7):1221-8.
43. Sinclair, A.H.; Berta, P.; Palmer, M.S.; Hawkins, J.R.; Griffiths, B.L.; Smith, M.J.; Foster, J.W.; Frischauf, A.M.; Lovell-Badge, R.; Goodfellow, P.N. A gene from the human sex-determining region encodes a protein with homology to a conserved DNA-binding motif. Nature. 1990 Jul 19;346(6281):240-4.
44. Stephens-Davidowitz, S. How Many American Men Are Gay? The New York Times, 07/12/2013. Disponível em:http:// www.nytimes.com/2013/12/08/opinion/sunday/how-many-american-men-are-gay.html?pagewanted=1&_ r=2&pagewanted=all , acessadoem 05/11/2015.
45. The Worldbank Group (2013). Homem de verdade não bate em Mulher. Campanha em vídeo. Disponível em: http://www.worldbank.org/pt/news/video/2013/03/08/Brasil-video-campanha-homem-verdade-nao-bate-mulher- celebridades. Acessadoem: 16/03/2017.
46. Tomaselli, S.; Megiorni, F.; Lin, L.; Mazzilli, M.C.; Gerrelli, D.; Majore, S.; Grammatico, P.; Achermann, J.C. Human RSPO1/R-spondin1 is expressed during early ovary development and augments β-catenin signaling. PLoS One. 2011 Jan 28;6(1):e16366.
47. Uhlenhaut, N.H.; Jakob, S.; Anlag, K.; Eisenberger, T.; Sekido, R.; Kress, J.; Treier, A.C.; Klugmann, C.; Klasen, C.; Holter, N.I.; Riethmacher, D.; Schütz, G.; Cooney, A.J.; Lovell-Badge, R.; Treier, M. Somatic sex reprogramming of adult ovaries to testes by FOXL2 ablation. Cell. 2009 Dec 11;139(6):1130-42.
48. United Nations Human Rights Office (2014). Free & Equal. Este enigma não é umabrincadeira. Disponível em: https://www.unfe.org/pt/actions/the-riddle--15, acessado em 16/03/2017.
49. Waiselfisz, J.J. (2015). Mapa da Violência 2015 – Homicídio de Mulheres no Brasil. Disponível em: http://www. mapadaviolencia.org.br/pdf2015/MapaViolencia_2015_mulheres.pdf. Acessadoem: 08/03/2017.
50. Williamson, P.C.; Linnen, J.M.; Kessler, D.A.; Shaz, B.H.; Kamel, H.; Vassallo, R.R.; Winkelman, V.; Gao, K.; Ziermann, R.; Menezes, J.; Thomas, S.; Holmberg, J.A.; Bakkour, S.; Stone, M.; Lu, K.; Simmons, G.; Busch, M.P. First cases of Zika virus-infected US blood donors outside states with areas of active transmission.Transfusion. 2017 Feb 23. doi: 10.1111/trf.14041.

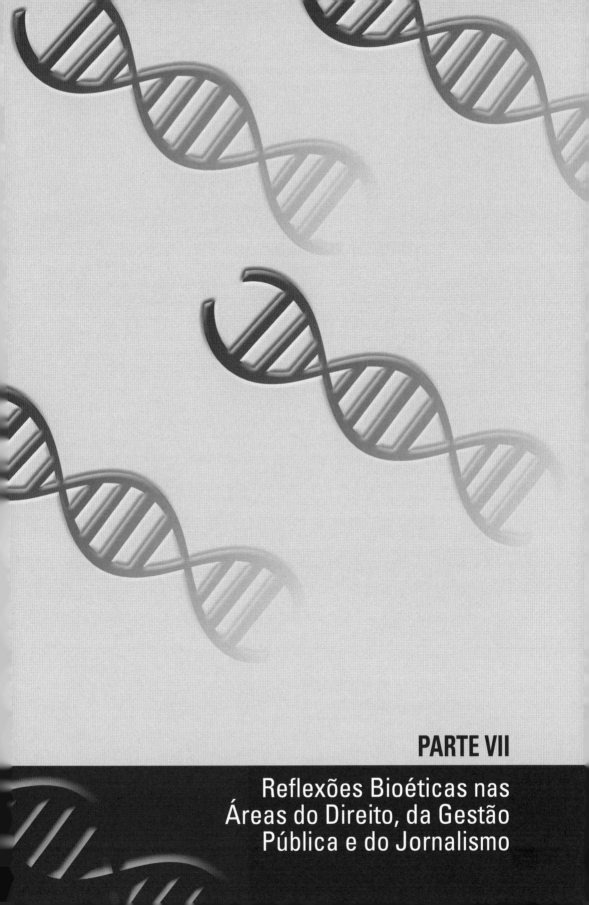

PARTE VII

Reflexões Bioéticas nas Áreas do Direito, da Gestão Pública e do Jornalismo

Capítulo 24

Reflexões sobre o Biodireito

Antonio Carlos Roselli ·····························

Desde o início de 2016, o livro escrito por Adolf Hitler, *"Mein Kampf"* (Minha Luta), pode ser reeditado em todo o mundo. É assunto recorrente em minha mente as agruras suportadas pelos seres humanos e causadas pelo regime nazista. Ainda adolescente me interessei pelo tema e ao longo dos anos tenho lido os livros que me chegam a respeito do assunto. Inicialmente tive a impressão que o nazismo teria sido um episódio na vida do povo alemão, mas que teria sido imposto garganta abaixo sem a sua concordância. Aprofundando, pude verificar que o nazismo foi inicialmente apoiado por grande parte da população, e não apenas da Alemanha, mas se estendendo a vários outros países. Também em princípio não acreditei no poder de convencimento de Adolf Hitler, mas o tempo me mostrou que era um hábil tribuno, convincente e performático. Tentei me convencer que os assessores de Hitler seriam pessoas sem nenhuma qualificação, brutos, mas pude verificar que muitos eram pessoas com formação esmerada, como o caso de Joseph Goebbels que obteve o grau de doutor em filosofia pela Universidade de Heidelberg em 1921, e no final da guerra se suicidou; não sem antes matar seus seis filhos. Outro seguidor de Hitler foi Reinhard Tristan Eugen Heydrich, filho de uma família refinada que mantinha um conservatório musical, mas graças aos horrores que cometeu. Ficou conhecido pelo cognome de "Açougueiro de Praga". Da mesma forma Josef Mengele, médico alemão se tornou conhecido como o *Anjo da Morte*, em razão das absurdas experiências por ele executadas nas vítimas do holocausto que eram colocadas à sua disposição.

Qual é a importância desse assunto nos tempos presentes da tecnologia, da internet, dos telefones móveis, da conquista do espaço? Qual sua relação com o biodireito?

A primeira parte do questionamento não exige grande dificuldade para compreensão. A importância de se reprisar o ocorrido decorre da necessidade que todo cidadão tem que não se repita. Não obstante os horrores cometidos no período, horrores que dizimaram milhões de pessoas, e dentre elas não apenas judeus, mas também os próprios alemães, ciganos, homossexuais e outros, ainda existem nos dias de hoje diversas pessoas de todas as estirpes que negam o holocausto. Pior ainda, diversos grupos pelo mundo todo, mesmo que insignificantes no contexto geral, pugnam o retorno do nazismo. Em reportagem especial do início do ano o programa "fantástico" mostrou como agem na internet – e na vida real – os neonazistas brasileiros: são estimadas em 300 células a propaganda nazista na web. Esse cenário mostra que não se pode esquecer o ocorrido com todas as vítimas, e especialmente no tocante a este artigo, as vítimas das experiências brutais e selvagens que foram realizadas por anos.

E o introito que dei é para enfatizar que não podemos perder de vista que isso pode se repetir. Mostra que as sociedades devem permanecer vigilantes, pois a possibilidade de retorno dessa barbárie não é remota ou impossível, não obstante o mundo esteja repleto de pessoas esclarecidas e de educação esmerada. Esta a primeira questão: o nazismo surgiu e foi acolhido também por pessoas esclarecidas.

O segundo ponto é materializado nas lições e ações que foram tiradas desse período de horrores.

Em razão de todo o ocorrido, surgiu o Tribunal de Nuremberg para julgar alguns dos protagonistas das atrocidades. Esse <u>tribunal</u> decretou 12 <u>condenações à morte</u>, 3 <u>prisões perpétuas</u>, 2 condenações a 20 anos de prisão, uma a 15 e outra a 10 anos.

E agora a parte que nos interessa neste momento: ao final do julgamento foi elaborado um documento que ficou conhecido como o Código de Nuremberg: um conjunto de princípios éticos que regem a pesquisa com seres humanos, sendo considerado como uma das consequências dos Processos de Guerra de Nuremberg.

O código de Nuremberg

Estabeleceu dez princípios que deveriam ser observados nas pesquisas envolvendo seres humanos:

- O *consentimento voluntário* do ser humano que deverá participar da pesquisa é absolutamente essencial. Isso significa que a pessoa envolvida deve ser legalmente capacitada para dar o seu consentimento; tal pessoa deve exercer o seu direito livre de escolha, sem intervenção de qualquer desses elementos: força, <u>fraude</u>, mentira, <u>coação</u>, <u>astúcia</u> ou outra forma de restrição ou <u>coerção</u> posterior; e deve ter conhecimento e compreensão suficientes do assunto em questão para tomar sua decisão. Esse último aspecto requer que sejam explicadas à pessoa a natureza, duração e propósito do experimento; os métodos que o conduzirão; as inconveniências e riscos esperados; os eventuais efeitos que o experimento possa ter sobre a saúde do participante. O dever e a responsabilidade de garantir a qualidade do consentimento recaem sobre o pesquisador que inicia, dirige ou gerencia o experimento. São deveres e responsabilidades que não podem ser delegados a outrem impunemente.
- O experimento deve produzir *resultados vantajosos para a sociedade,* que quais não possam ser obtidos por outros métodos. Nunca deverão ser feitos casuística e desnecessariamente.
- O experimento em humanos deve ser baseado em resultados de <u>experimentação animal</u> e no conhecimento da evolução da doença ou outros problemas em estudo, e os resultados conhecidos previamente devem justificar a experimentação.
- O experimento deve ser conduzido de maneira a evitar todo o sofrimento e danos físicos ou mentais desnecessários.
- Nenhum experimento deve ser conduzido quando existirem razões para acreditar em uma possível morte ou invalidez permanente; exceto, talvez, no caso de o próprio médico pesquisador quiser se submeter ao experimento.
- O grau de risco aceitável deve ser limitado pela importância humanitária do problema que o pesquisador se propõe resolver.
- Devem ser tomados cuidados especiais para proteger o participante do experimento de qualquer possibilidade, mesmo remota, de dano, invalidez ou morte.
- O experimento deve ser conduzido apenas por pessoas cientificamente qualificadas. Deve ser exigido o maior grau possível de cuidado e habilidade, em todos os estágios, daqueles que conduzem e gerenciam o experimento.

136 Capítulo 24

- Durante o curso do experimento, o participante deve ter plena liberdade de se retirar, caso ele sinta que há possibilidade de algum dano com a sua continuidade.

- Durante o curso do experimento, o pesquisador deve estar preparado para suspender os procedimentos em qualquer estágio, se ele tiver razoáveis motivos para acreditar que sua continuação poderá causar dano, invalidez ou morte para o participante.

Esses princípios garantem que acima dos interesses dos cientistas está a vida e a qualidade de vida do paciente, evitando com isso, tratamentos ou experimentos penosos ou inexitosos (CERVI TD).

Biodireito

É um novo ramo do Direito. Segundo Maria Helena Diniz:

> *"Biodireito, por fim, é a ciência jurídica que estuda as normas jurídicas aplicáveis à bioética e à biogenética, tendo a vida como objeto principal, não podendo a verdade científica sobrepor-se à ética e ao direito nem sequer acobertar, a pretexto do progresso científico, crimes contra a dignidade humana nem estabelecer os destinos da humanidade"*.

(Diniz MH, 2001)

Conforme lição de Fernando Loschiavo Nery, o biodireito é uma ciência complexa, pois requer se faça uso constante da interdisciplinaridade com os mais diversos ramos do direito. Socorrendo-se da transdisciplinaridade e da multidisciplinaridade presentes na Bioética, assim como da ética, da deontologia, da filosofia, da biotecnologia, da biologia, da medicina e de outras ciências que tenham aderência ao estudo de cada caso concreto (o rol não é taxativo).

E são postos alguns princípios:

- *Princípio da precaução* – aplica-se de modo preventivo. Uma forma de proteção contra riscos desconhecidos. A ameaça pela incerteza pode ser irreversível, portanto, deve ser afastada a prática do ato antes que ocorra (*risco potencial*).

- *Princípio da autonomia privada* – refere-se ao autogoverno da pessoa humana.

- Princípio *da responsabilidade* – atua posteriormente ao ato, visando minimizar ou reparar os malefícios causados.

- *Princípio da dignidade* – direito indisponível em proteção à espécie humana. Cada pessoa é detentora desta dignidade.

Assim, o biodireito pode ser compreendido como:

> *"O ramo do Direito que trata, especificamente, das relações jurídicas referentes à natureza jurídica do embrião, eutanásia, aborto, transplante de órgãos e tecidos entre seres vivos ou mortos, eugenia, genoma humano, manipulação e controle genético, com o fundamento constitucional da dignidade da pessoa humana".*

(art.1º, III, da Constituição Federal) (Brasil, 1988)

Utilizando-se dos ensinamentos de Fernandes:

> *"Na verdade, o biodireito nada mais é do que a produção doutrinária, legislativa e judicial acerca das questões que envolvem a bioética. Vai desde o direito a um meio*

Capítulo 24 137

ambiente sadio, passando pelas tecnologias reprodutivas, envolvendo a autorização ou negação de clonagens e transplantes, até questões mais corriqueiras e ainda mais inquietantes como a dicotomia entre a garantia constitucional do direito á saúde, a falta de leitos hospitalares e a equânime distribuição de saúde à população".

Permanecendo em um contexto jurídico, pode ser também que:

"O Biodireito surge na esteira dos direitos fundamentais e, nesse sentido, inseparável deles. O Biodireito contém os direitos morais relacionados à vida, à dignidade e à privacidade dos indivíduos, representando a passagem do discurso ético para a ordem jurídica, não podendo, no entanto, representar "uma simples formalização jurídica de princípios estabelecidos por um grupo de sábios, ou mesmo proclamado por um legislador religioso ou moral. O Biodireito pressupõe a elaboração de uma categoria intermediária, que se materializa nos direitos humanos, assegurando os seus fundamentos racionais e legitimadores".

(Fernandes TB, 2000)

Sem dúvida, essas ponderações não esgotam a matéria. As relações humanas são dinâmicas, a tecnologia avança, a ciência progride e novas perspectivas surgem.

Da mesma forma o biodireito deverá acompanhar essa evolução de maneira, sempre, a resguardar os princípios que devem nortear o ser humano, visando preservar sua dignidade, integridade, respeitando sua existência.

Referências bibliográficas

1. Diniz MH. O estado atual do biodireito. São Paulo, Saraiva, p.8, 2001.
2. Brasil. Constituição Federal, 1988.
3. Fernandes TB. A reprodução assistida em face da bioética e do biodireito: aspectos do direito de família e do direito das sucessões. Florianópolis: Diploma Legal, p. 42, 2000.

Capítulo 25

A Gestão de Recursos Públicos

Isac Jorge Filho ·····························

A gestão de recursos públicos requer preparo, competência e honestidade. O político, o administrador e o funcionário público carregam obrigações com a ética e a moral, já que trabalham em função do interesse da população. Seus deveres são muitos, mas é a alocação dos recursos públicos o que mais chama atenção. Um exemplo dos cuidados com recursos públicos é o que discutimos abaixo.

Alocação de recursos públicos para a saúde

É comum ouvirmos a afirmação de que *"saúde não tem preço"*. É verdade, ela não tem preço, mas, certamente tem custos. O grande problema é que na macro-alocação de recursos o que se destina para a saúde é um valor limitado. Distribuir esses insuficientes recursos para os diferentes setores da saúde (micro-alocação) é muito difícil e, por isso, praticamente todos os setores se queixam. É como diz o velho ditado italiano: *"Em casa que não tem pão, todos brigam, ninguém tem razão"*. Na verdade todos tem razão, já que estão buscando melhores condições, mas, como não existem recursos para todos, muitos programas da saúde pública acabam não prosperando. Certamente, distribuir recursos públicos não é fácil. O que se procura eticamente é a chamada *justiça distributiva* baseada em que os recursos devem ser distribuídos com justiça. Mas, o que é justo? Há quem entenda que o justo é atender por *merecimento,* outros entendem que se deve obedecer ao critério da *necessidade,* e outros ainda, que se deve buscar o critério do *prognóstico ou efetividade*. Se considerarmos, por exemplo, a idade, o primeiro critério (merecimento) favoreceria os idosos, o segundo os desfavoreceria (necessidade) e o terceiro (prognóstico) limitaria a idade para alocação mais vultosa. Uma situação desse tipo seria o da limitação de transplantes até o máximo de 65 anos. O fato é que, como os recursos são limitados, é preciso priorizar para ser justo. O bioeticista Paulo Antonio Fortes entende que tal priorização, que é um dilema ético, *"refere-se à distribuição de recursos pelas esferas governamentais, mediante políticas públicas de saúde: quais e quanto de recursos devem ser dirigidos à saúde e onde devem ser aplicados, em que ações ou programas"*, e que o grande dilema do administrador de saúde pública no Brasil é: "Como garantir a *universalidade* ('saúde é direito de todos e dever do Estado') com *equidade* ('a cada pessoa conforme suas necessidades') *otimizando os recursos*? O espanhol Diego Gracia bate forte no que entende ser o justo para alocação de recursos públicos: *"Dentro do âmbito sanitário os limitados recursos devem destinar-se às atividades que com um menor custo produzam um maior benefício em saúde. Se há de se escolher entre uma campanha de vacinação ou a realização de um transplante cardíaco, não há dúvida de que a relação custo-benefício exige conceder prioridade ao primeiro programa, por mais que este resulte como consequência no prejuízo e até na morte de algumas pessoas.".* Essa visão da precedência do coletivo sobre o individual (*regra do bem comum*) já havia sido argumentada por Francesco Bellino em 1997: "*O interesse do coletivo tem a precedência sobre o interesse individual desde que estejam garantidos a dignidade da pessoa e os direitos humanos*". É ainda Paulo Fortes que salienta a necessidade de um controle social no planejamento da alocação de recursos públicos: "*Justifica-se, ao se entender a saúde dos indivíduos como um bem público, que não pode ter suas ações e parâmetros éticos decididos unilateralmente por interesses políticos, econômicos, corporativos, por mais bem intencionados que sejam*".

Capítulo 26

"Verdades" e Reflexões sobre Bioética e Mídia

Concília Ortona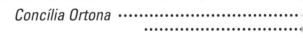

> *"A má informação é mais desesperadora do que a não informação"*
> Charles Colton, Clérigo e escritor inglês

O que é mídia?

Palavra derivada do Latim, mídia significa "meio" – isto é, a aquilo que leva à interação entre duas figuras, o transmissor e o receptor. Por mídia, do inglês, "media", entendem-se os meios de comunicação de massa em seus diversos formatos, como rádio, televisão, jornais, TV revistas e Internet.

Nem sempre a importância da mídia é bem percebida, e não é incorreto dizer que esta consegue "construir" a opinião das pessoas a respeito de determinado assunto, ou, pelo menos, induzi-la. Apenas para dar-se uma noção sobre tal poder, vale citar o filósofo canadense Marshall McLuhan (1974), para quem os meios de comunicação servem de "janela do mundo". Segundo ele, a quantidade de informações transmitidas pela imprensa "excede de longe", a obtida pela instrução e textos escolares.

Dentro desse contexto, o meio mais abrangente - e, por que não dizer, democrático – é a televisão, conforme Umberto Eco (2006), "que não é apenas um gênero, mas um serviço", um jeito de obterem-se informações sobre ferramentas necessárias à vida cotidiana.

Como se pode depreender, emitir palavras capazes de persuadir populações, bem como, conhecer a fundo o significado de "informar", são condutas de extrema responsabilidade, nem sempre percebidas ou valorizadas pelos jornalistas e/ou veículos aos quais representam. Isso é mais premente em meio àqueles que tomam para si a tarefa de "intermediários" entre autoridades sanitárias, médicos e outros profissionais da área, e público "leigo" em Medicina, pois podem criar "verdades" em saúde, capazes de "contaminar" pessoas mais ou menos vulneráveis.

Conforme opina Castiel (2003), queiram ou não, os jornalistas desempenham o papel de educadores, capazes de influenciar na eventual adoção pública de medidas supostamente protetoras, sem garantias de eficácia. Para ele, se é indiscutível o alcance e difusão do chamado jornalismo científico na mídia, "é preciso estar atento à relação entre cientistas da saúde e a difusão pública de seus achados".

A mídia, a bioética e o ato de desinformar

> *"Comunicação é a arte de ser entendido"*
> Peter Ustinov, ator e escritor inglês

Como campo que, por sua característica intrínseca, fomenta dilemas, paixões, e oposição de ideias, a Bioética agrega temas que naturalmente atraem quem pretende "vender" notícias. Todo o cuidado é pouco por parte de quem as consomem, pois o jornalista, por vezes, tenderá à condução moral do assunto, conforme seus objetivos e conhecimento (desconhecimento?), buscando ainda seguir a linha editorial do veículo para o qual está atuando. Tais peculiaridades fazem com que, em matérias relativas à Bioética, esteja quase sempre garantida a presença de conflito de interesses na pauta e produto final informativo.

Assim, ao falar, por exemplo, de aborto, raramente e por motivos pontuais, o jornal abordará temas para o qual há consenso, como abortamento legal. Ao contrário, haverá a propensão de deter-se em polêmicas de conteúdo religioso e político, sem levar à ponderação, por exemplo, o significado da palavra "vida".

Se a pauta vincular-se à fase de morte, por ignorar o tema a fundo ou contar com intenções pouco claras, pode misturar palavras com o mesmo sufixo, mas significados diametralmente opostos, classificando tudo como "eutanásia" – seja *distanásia* (morte lenta, com grande sofrimento); *ortotanásia* (morte pelo seu processo natural, sem prolongamento artificial desnecessário) e *mistanásia (morte miserável, antes da hora, conhecida como eutanásia social)*.

Mas será que há deficiência entre representantes da mídia na divulgação de assuntos pertinentes a Bioética? Se há, quais seriam os motivos?

Apesar dos caracteres mercantilista e ideológico presentes na realidade da mídia e de seus representantes, não se deve culpá-los por toda e qualquer distorção na área, e classificá-los apenas como "tendenciosos": a necessidade de informação instantânea, aliada à rapidez com que novas técnicas para o cuidado de saúde surgem dia após dia, aumentou seus graus de fragilidade.

Na verdade, esses profissionais estão "mais sujeitos à vulnerabilidade do que nunca, pois precisam lidar com temas complexos e globalizados que exigem tomadas de decisão reflexivas", de acordo com Celso de Mattos e José Eduardo de Siqueira (2005), que asseveram: diante dessa realidade, é preciso questionar se os profissionais da informação estão preparados eticamente para gerar práticas responsáveis.

Em estudo que deu origem à dissertação de mestrado, Ortona (2010) identificou dificuldades de entendimento dos voluntários – jornalistas da área de Saúde, que atuam na imprensa escrita de São Paulo –, quanto a termos que, ainda que presentes em seu dia a dia de trabalho continuam a ser vistos como "subjetivos". Uma das participantes da pesquisa, encarregada das notícias em Saúde de revista semanal de grande circulação, compartilhou sua angústia perante matérias com o fulcro em Humanização e Bioética.

Quanto a ambos os termos, questionou, sugerindo possível mea-culpa por parte dos intitulados Bioeticistas, em sua função educativa:

O que tudo isso significa exatamente? Gostaria de saber o que está sendo discutido mais amplamente. A imprensa tem dificuldades em lidar com informações abstratas. Nosso negócio são fatos, não abstrações.

Tal desinformação corrobora com o dito por Costa e Diniz (2000): no Brasil, a relação entre a mídia e a Bioética, apesar de urgente, praticamente inexiste. "Poucos bioeticistas ocupam espaço na mídia e aqueles que o fazem, se apegam a alguns dogmas, até religiosos, ainda que exista uma forte defesa de uma bioética secular".

No entanto, o ponto principal desse descompasso figura no fato de ser comum que as mensagens passadas pelos meios de comunicação sobre os assuntos bioéticos não se firmarem em critério de imparcialidade e, sim, de julgamento moral.

Criando fatos?

Em 2017, depois de mais de 20 anos da chegada da Bioética no Brasil (quase 50, nos EUA) informações voltadas ao tema no país comumente são tratadas da seguinte forma: o dilema envolvendo paciente renal crônico de 22 anos e sua mãe que, à revelia e na Justiça, buscava obrigá-lo a submeter-se à hemodiálise, mereceu como chamada em telejornal em horário nobre algo como "O Direito de Morrer".

Outra situação em que jovem de 21 anos com morte cerebral, grávida de gêmeos, teve suas funções vitais mantidas artificialmente por mais de 100 dias, para dar a chance de os fetos se desenvolverem, foi reportada por grandes jornais e importantes sites da internet em matérias com títulos do gênero "Com morte cerebral, jovem é mantida viva para dar à luz gêmeos". *Estaria a grávida morta ou viva?*

É óbvio que há honrosas exceções entre os profissionais da imprensa, que dedicam parte de seu tempo ao estudo e a pesquisa da Bioética que, como campo em plena expansão, atrai representantes de carreiras variadas de Humanas, Biológicas e Biomédicas, e mesmo, Exatas.

Porém, os exemplos mencionados ilustram a falta de reflexão, de entendimento – e julgamentos morais implícitos – por parte de representantes da imprensa e seus veículos a respeito de assuntos bem estabelecidos por princípios e referenciais como Autonomia, Paternalismo, Beneficência, Não Maleficência, Tolerância, Alteridade, bem como, de conceitos, como o de Morte Encefálica.

E não é de hoje.

Na elaboração do artigo Mídia, Clonagem e Bioética (2000), pelo período de 18 meses, os autores analisaram trezentas matérias extraídas dos principais jornais brasileiros voltadas ao tema "clonagem". Entre as conclusões esteve a seguinte curiosidade: "por causa da mídia, a ética da clonagem veio antes da técnica". E, neste processo, foram expostos fantasias e possíveis medos.

Nos EUA, de acordo levantamento promovido pela revista do *Hastings Center Report* (1998), o que se observou como essência do direcionamento moral sobre clonagem exercido pela mídia constituiu-se, em primeiro lugar, em lembretes sobre os perigos que a perda da unicidade de cada ser humano. Ou seja, a imprensa difundiu o medo de a clonagem afetar a dignidade humana, já que acabaria com a originalidade de cada ser. "A maioria dos americanos recebeu treinamento sobre a ética da clonagem antes de saber o que é clonagem propriamente dita", disseram Costa e Diniz.

Além da clonagem, vários outros temas controversos divulgados pela mídia em torno da Bioética demonstram a tendência a se estabelecer uma moralidade dominante, em detrimento da reflexão e do raciocínio.

No artigo O Papel da Mídia na prevenção do HIV e Aids e a representação da mulher no contexto da epidemia (2005,) as pesquisadoras se preocuparam em traçar um perfil de como os veículos pautaram, com base em campanhas desenvolvidas pelo Ministério da Saúde, "as moralidades ocultas nas mensagens propostas para evitar a disseminação da doença". Verificaram, em suma, que em várias situações, a "culpa" pela transmissão foi atribuída ao contingente feminino.

Ao longo da história da doença, eram vinculadas a tal público manchetes como: "Mãe amamentando passa Aids para o Bebê; "Prostitutas infectadas espalham Aids"; "Ela tem os olhos do pai e a Aids da mãe" – em cartaz trazendo um bebê do sexo feminino. Na visão das autoras, o desvelamento da epidemia e das formas de contágio dava-se mais por um caráter "denunciatório e responsabilista do que propriamente preventivo".

Em suas conclusões, destacam que uma das incumbências dos meios de comunicação seria tentar superar distâncias entre os destoantes universos de dois comunicadores, fazendo com que

Capítulo 26　143

o afastamento presente (...) supere diferenças iniciais e com isso, permita uma aproximação das duas realidades. Como desempenha um papel social, a mídia teria como obrigação promover informação de qualidade.

Considerações finais

- Ainda que haja representantes da imprensa empenhados em esmerar-se no estudo da Bioética, mantem-se muito desconhecimento nos assuntos relativos em torno dos assuntos bioéticos;

- Informações vinculadas pela mídia em temas relacionados à área parecem mais embasadas em caráter moral e parcial, do que informativo ou ético;

- Dessa forma, seria desejável estabelecer cumplicidade entre os meios de comunicação e bieoticistas por meio de debates, evitando que dilemas avaliados de forma parcial cheguem à população como "verdades";

- A mídia tem como obrigação e desafio promover informação de qualidade, já que desempenha papel social importante diante da população, desconstruindo imagens deturpadas. Os bioeticistas, em seu papel educativo, têm como obrigação e desafio orientá-la.

Referências bibliográficas

1. Castiel LD. Insegurança, ética e comunicação em saúde pública. Rev de Saúde Pública. 2003; 37 (2). p. 161-167[on-line]. [Acessado em: 14 março 2013]. Disponível em: http://www.scielosp.org/scielo.php?script=sci_arttext&pid =S0034-89102003000200001),
2. Costa SIF, Diniz D. Mídia, clonagem e bioética. Rev Cadernos de Saúde Pública, 2000; 16(1). [on-line]. [Acessado em: 14 março 2017]. Disponível http://www.scielo.br/scielo.php?script=sci_arttext&pid=S0102-311X20000001000 16&lng=en&nrm=iso&tlng=pt
3. Eco H. *Apocalípticos e Integrados*. São Paulo: Editora Perspectiva; 2006.
4. Gonçalves EH; Varandas R. O papel da mídia na prevenção do HIV/AIDS e a representação da mulher no contexto da epidemia. Rev Ciência & Saúde Coletiva, 2005; 10(1). [on-line]. [Acessado em: 15 março 2017]. Disponível http://www.scielo.br/scielo.php?script=sci_arttext&pid=S1413-81232005000100029
5. Hopkins PD, 1998. Bad copies: How popular media represent cloning as an ethical problem. *Hastings Center Report*, 28:6-13.
6. McLuhan M, Carpenter E. 1974. *Revolução na Comunicação*. Rio de Janeiro. RJ: Zahar.
7. Mattos C, Siqueira JE. Mídia e Bioética: Repensando a Ética na Informação. Rev Brasileira de Bioética. 2005; 1(1): 45-60.
8. Ortona CAO. Percepção de representantes da imprensa escrita de São Paulo a respeito da humanização dos serviços de saúde [dissertação]. São Paulo; Faculdade de Saúde Pública da Universidade de São Paulo; 2010. [on-line]. [Acessado em: 14 março 2017]. Disponível http://www.teses.usp.br/teses/disponiveis/6/6135/tde-13102010-092806/pt-br.php

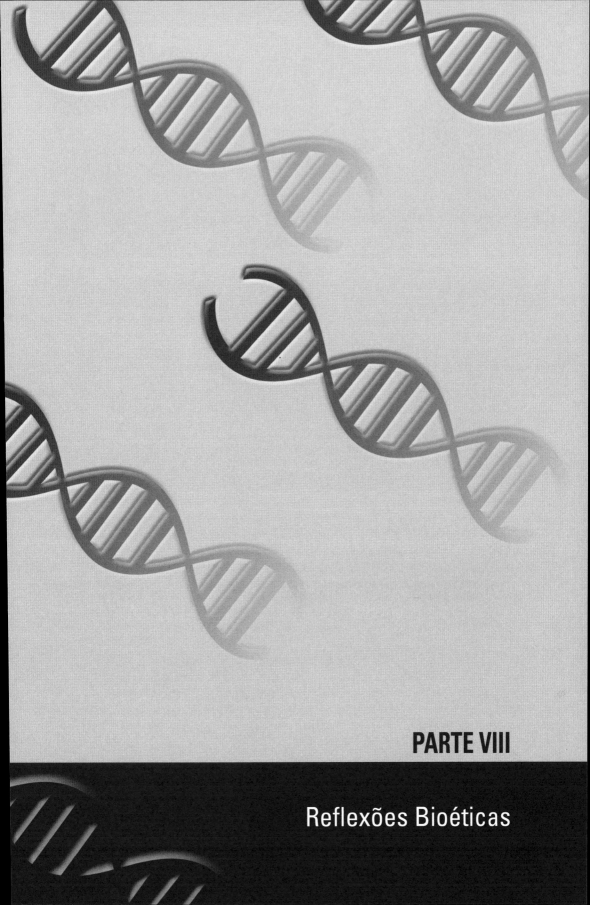

PARTE VIII

Reflexões Bioéticas

Capítulo 27

Leituras para Reflexão sobre Temas Selecionados

Isac Jorge Filho ·····························

A característica marcante da Bioética é a análise crítica e autônoma de valores em diferentes situações. Como as pessoas podem ter opiniões diversas a partir dos mesmos fatos essa análise quase nunca tem unanimidade, o que leva a debates e polêmicas, sobre os quais vale a pena refletir.

Os tópicos seguintes mostram algumas dessas situações que implicam reflexões bioéticas. Nem sempre o leitor vai concordar com nosso raciocínio e assumirá outras abordagens. Longe de ser ruim isto valoriza o debate e ao fim todos nós sairemos com nossos conhecimentos maiores do que os que tínhamos ao iniciar a discussão.

I – O Código de Nuremberg

Tribunal Internacional de Nuremberg – 1947.

Trials of war criminal before the Nuremberg Military Tribunals. Control Council Law 1949;10(2):181-182.

- *O consentimento voluntário do ser humano é absolutamente essencial. Isso significa que as pessoas que serão submetidas ao experimento devem ser legalmente capazes de dar consentimento; essas pessoas devem exercer o livre direito de escolha sem qualquer intervenção de elementos de força, fraude, mentira, coação, astúcia ou outra forma de restrição posterior; devem ter conhecimento suficiente do assunto em estudo para tomarem uma decisão. Esse último aspecto exige que sejam explicados às pessoas a natureza, a duração e o propósito do experimento; os métodos segundo os quais será conduzido; as inconveniências e os riscos esperados; os efeitos sobre a saúde ou sobre a pessoa do participante, que eventualmente possam ocorrer, devido à sua participação no experimento. O dever e a responsabilidade de garantir a qualidade do consentimento repousam sobre o pesquisador que inicia ou dirige um experimento ou se compromete nele. São deveres e responsabilidades pessoais que não podem ser delegados a outrem impunemente.*

- *O experimento deve ser tal que produza resultados vantajosos para a sociedade, que não possam ser buscados por outros métodos de estudo, mas não podem ser feitos de maneira casuística ou desnecessariamente.*

- *O experimento deve ser baseado em resultados de experimentação em animais e no conhecimento da evolução da doença ou outros problemas em estudo; dessa maneira, os resultados já conhecidos justificam a condição do experimento.*

- *O experimento deve ser conduzido de maneira a evitar todo sofrimento e danos desnecessários, quer físicos, quer materiais.*

- *Não deve ser conduzido qualquer experimento quando existirem razões para acreditar que pode ocorrer morte ou invalidez permanente; exceto, talvez, quando o próprio médico pesquisador se submeter ao experimento.*

- *O grau de risco aceitável deve ser limitado pela importância do problema que o pesquisador se propõe a resolver.*

- *Devem ser tomados cuidados especiais para proteger o participante do experimento de qualquer possibilidade de dano, invalidez ou morte, mesmo que remota.*

- *O experimento deve ser conduzido apenas por pessoas cientificamente qualificadas.*

- *O participante do experimento deve ter a liberdade de se retirar no decorrer do experimento.*

- *O pesquisador deve estar preparado para suspender os procedimentos experimentais em qualquer estágio, se ele tiver motivos razoáveis para acreditar que a continuação do experimento provavelmente causará dano, invalidez ou morte para os participantes.*

II – A Amazônia não é o pulmão do mundo

A televisão é um extraordinário veículo de comunicação em massa. Dá oportunidade para que conhecimentos sejam democratizados, já que o país tem televisores espalhados por todo seu território. Por essa razão as concessões, que são governamentais, e a fiscalização do cumprimento dos compromissos com a educação da população deveriam ser muito rigorosas. Muito longe disso, o que se vê é preocupante, a partir da qualidade dos programas até propagandas absolutamente mentirosas. Há um verdadeiro escárnio quando as emissoras abrem espaços para que a divulgação de medicamentos termine com uma frase falando dos riscos e que, se a droga divulgada não funcionar, um médico deve ser procurado. Esta parte é obrigatória por determinação do Ministério da Saúde, mas é feita de maneira tão rápida que se torna incompreensível e dá bem a medida de importância que os divulgadores dão à saúde da população. Mentiras deslavadas são divulgadas como fatos incontestáveis e conhecimentos que deveriam ser aprendidos corretamente nas escolas são distorcidos e apresentados de forma absolutamente equivocada, com ou sem segundas intenções. Essas minhas reflexões vem a propósito das repetidas afirmações de comentaristas e locutores de televisão, nos jogos da Copa do Mundo realizados em Manaus, de que a Amazônia é o pulmão do mundo. Teria função fundamental em lançar oxigênio para o ar atmosférico. Ocorre que isto não é verdade e milhões de brasileiros estão aprendendo errado. A Amazônia, que é brasileira em sua maior parte, funciona, graças a sua floresta pluvial tropical, como um verdadeiro sistema de alta transpiração e umedecimento do ar. Nesse aspecto ela é insubstituível. Dizer que ela é o "condicionador de ar do mundo" seria mais próximo da verdade. Os pulmões trocam oxigênio por gás carbônico. A grande vegetação amazônica produz realmente bastante oxigênio, mas consome muito para o crescimento das árvores e, em termos de volume de oxigênio produzido, está muito longe do conjunto de algas marinhas, estas sim as grandes fornecedoras de oxigênio para a atmosfera. Os apresentadores de televisão não têm obrigação de saber tudo, mas as pessoas que produzem os programas deveriam estudar mais profundamente os assuntos que serão apresentados, principalmente quando irão ser vistos e ouvidos por milhões de pessoas, como ocorre na Copa do Mundo.

III – Distúrbios alimentares e moda

A "ditadura" da moda no mundo ocidental tem trazido problemas nutricionais na medida em que "elegeu" um perfil de bela estética, caracterizado pela magreza, em completo desacordo com os hábitos alimentares, copiados dos Estados Unidos da América do Norte, que são absolutamente obesogênicos. Esse paradoxo tem se associado a muitos distúrbios nutricionais e desvios alimentares, como a bulimia e a anorexia nervosa, principalmente em modelos profissionais, das quais se exige magreza extrema. Nessas situações aumenta o número de pacientes que serão submetidos a diferentes tipos de operações e que se apresentam com déficits nutricionais. É também imposição da moda a procura de operações bariátricas por pessoas sem nenhuma indicação para esse tipo de intervenção cirúrgica, apenas por querer se apresentar esteticamente "mais esbeltas".

IV – A mídia e os hábitos alimentares

Parte da mídia tem tido um papel negativo na consolidação dos modelos estéticos e alimentares copiados do estrangeiro e na divulgação de propagandas enganosas quanto a alimentos e bebidas. Suplementos vitamínicos que formam superatletas, bebidas alcoólicas associadas a sucesso profissional e a belas mulheres, são algumas das muitas inserções em propagandas ou em programas de televisão, como novelas, que acentuam ainda mais a enorme ignorância popular com relação aos alimentos e à nutrição. De se lamentar ainda que várias dessas matérias se associam a imagem de ídolos populares que não tem dúvidas éticas ao enganar a população estimulando o uso de pílulas mágicas ou bebidas alcoólicas paradisíacas. Lamentavelmente são poucos os veículos de mídia que usam de seu poderio para colaborar com a educação alimentar das pessoas. Esse reforço do modelo "magro" de beleza aumenta o número de pacientes cirúrgicos com déficits nutricionais e as operações bariátricas mal indicadas.

V – Quando o paciente submetido à cirurgia bariátrica pode receber alta?

"Os hábitos alimentares impostos pelo "modo de vida norte-americano" transformaram a obesidade em problema de saúde pública. Mesmo em países onde ainda existe parcelada população com problema nutricional inverso, a adoção desses hábitos alimentares tem feito crescer consideravelmente o número de obesos.

O advento dos recursos cirúrgicos para o tratamento da obesidade mórbida encontrou ambiente populacional propício e, consequentemente, o número de pacientes submetidos a esse tipo de tratamento tem aumentado amplamente em todo o mundo ocidental. Hoje não se discute mais a respeito dos benefícios que uma operação bem indicada e bem conduzida acarreta para o portador de obesidade acompanhada de problemas mórbidos associados. Em congressos e periódicos se discute muito em torno de variantes técnicas e resultados. No entanto, pouco se tem falado a respeito de como o paciente vai passar ao longo de sua vida pós-cirurgia. Como deve ser o controle pós-operatório? Por quanto tempo? Quando terá alta? Qual é o "custo" para o organismo das alterações anátomo-fisiológicas determinadas pela operação? Aqui devemos traçar um paralelo com as ressecções gastroduodenais, realizadas por muitos e muitos anos para tratamento da úlcera péptica. Mesmo com extremos cuidados na indicação e condução do procedimento operatório não se podia fugir do fato básico: para se tratar a úlcera procedia-se uma agressão cirúrgica que implicava modificações anátomo-fisiológicas que muitas vezes cobravam seu preço, na forma das temíveis *síndromes pós-gastrectomia*. Na cirurgia bariátrica a preocupação deve ser maior, já que altera mecanismos mais sensíveis, como os da digestão e absorção dos diferentes nutrientes. Assim, é importante que fique claro para o cirurgião e equipe que, ao operar, ele vai passar a ter um paciente com grande potencial de complicações pós-operatórias. E tais complicações tem aparecido com frequência considerável. São hematológicas, eletrolíticas e neurológicas, entre outras, e podem aparecer precoce ou tardiamente.

Koffman et al. publicaram, em 2006, uma revisão de literatura analisando 96 pacientes com sintomas neurológicos após cirurgia bariátrica. A neuropatia periférica representou 62% dos casos e a encefalopatia 31%. Emergências neurológicas como a encefalopatia de Wernicke, a rabdomiólise e a síndrome de Guillain-Barré foram também encontradas. Em 18 séries cirúrgicas reportadas entre 1976 e 2004, 133 de 9.996 pacientes (1,3%) tiveram complicações neurológicas. Para diagnosticar e tratar esses pacientes em tempo e corretamente eles deve ser entendidos como pacientes que nunca terão alta, respondendo a pergunta que dá título a este editorial. Billet et al. (2008), referindo-se aos exames hematológicos e dosagem do ferro sérico, recomendam: "Os pacientes submetidos a cirurgia bariátrica requerem seguimento ao longo da vida, já que podem manifestar carência muitos anos após a cirurgia". Infelizmente não é sempre assim que tem sido feito. Brolin e Leung (1999) enviaram questionários para 109 cirurgiões querendo saber como se comportavam quanto ao uso rotineiro de suplementos e de exames solicitados no pós-operatório. As respostas mostraram grande variação de condutas. Quanto ao intervalo entre os exames chegou a 4% o porcentual de cirurgiões que não pedia exames de rotina, o que justifica plenamente a preocupação externada neste editorial".

*Editorial publicado da Revista do Colégio Brasileiro de Cirurgia Digestiva.

Jorge-Filho I – Quando o paciente submetido a cirurgia bariátrica recebe alta? – Editorial - ABCD Arq Bras Cir Dig, 2009; 22(1)1.

VI – Cabeças de aluguel: o fundo do poço

Recentemente a mídia divulgou um dos fatos mais tristes e desalentadores dos últimos tempos. Passou quase despercebido e, por isso mesmo, é preciso que se grite a indignação que toma conta de todos os que leram com atenção ou ouviram com ouvidos de quem quer ouvir, entender e se manifestar, e que se análise as causas e as consequências desse violento crime cometido contra a sociedade, a ética e a equidade neste país.

Quando jovens se prostituem, o sentimento de tristeza é imenso. Quando esses jovens estão entre os melhores alunos de universidades brasileiras e, portanto, representa a esperança maior de um Brasil mais justo e honesto, a sensação é de que se chegou ao fundo do poço. Afinal é na juventude, e especialmente na Universidade, que se concentram os mais ricos sentimentos de idealismo e de justiça.

A Polícia Federal, em operação chamada "vaga certa", prendeu sete pessoas suspeitas de vender vagas em universidades públicas e privadas em pelo menos cinco estados brasileiros (Ceará, Rio de Janeiro, São Paulo, Minas Gerais e Paraná) ao preço que variava de 25 a 70 mil reais. Até aí não é novidade. Já sabíamos, e lamentávamos, da existência de compra de questões de provas e de resultados finais. A novidade é que o processo, agora descoberto, era realizado, há alguns anos, com a participação de "pilotos": *universitários qualificados entre os melhores alunos, que recebiam de 5 a 6 mil reais para fazer provas em nome de outros,* usando carteiras de identificadas falsificadas. O pagamento (ou cachê?) variava de acordo com o conceito e importância da Faculdade.

A participação de jovens vendendo seu conhecimento para fazer vestibular em nome de outros foi o fato mais marcante da operação "vaga certa". Era de se esperar uma reação enorme por parte da mídia e da sociedade com a revelação de fato tão grave. Não houve. Parece que as pessoas estão anestesiadas e que os conceitos de ética, moral e justiça se tornaram absolutamente abstratos, ou modificando um pouco o que lamentou certa vez o saudoso Mário Covas: "Vivemos um tempo em que ser ético é sinônimo de ser ingênuo". É tempo dos "espertos". A lei de Gerson já foi superada pela lei de Zeca Pagodinho que, publicamente se dirigiu ao Ministro Temporão, que fizera um apelo no sentido de que artistas não se prestassem a vender sua imagem para estimular o uso de bebidas alcoólicas, e respondeu grosseiramente, dentro de sua "ética" particular, que o Ministro cuidasse das máquinas estragadas das unidades de saúde e o deixasse ganhar seu dinheirinho. É isso aí. E ainda tem quem ache que Ética é coisa só para Médicos.

Além da gravíssima transgressão ética vale analisar algumas consequências do vestibular feito pelas "cabeças de aluguel". Quem pode pagar o preço cobrado pela vaga certa? Não estaria havendo com isso maior distorção social nas oportunidades para cursos universitários? Há quanto tempo isso ocorre? Quantos profissionais estão exercendo suas atividades sem sequer terem prestado exames para ingresso nas faculdades? Não é realmente necessária uma avaliação externa do produto de nossas faculdades antes que iniciem o exercício profissional? Alguém vai dizer que ao longo do curso essas pessoas passarão por provas e, se não forem capazes, não sairão das faculdades. Seria assim se as universidades reprovassem com o rigor necessário. Como regra, poucas vezes isso parece acontecer e, quando ocorre, entra em ação uma nova figura na formação universitária: o reprovado entra na justiça para anular sua reprovação e frequentemente consegue. O pior, geralmente são os pais que entram com os recursos contra a reprovação do "filhinho injustiçado". Tudo isso sem contar a secular figura da "cola" que leva a aprovação de muitos incapazes.

Já é antiga uma piada que falava de uma faculdade na qual era tão fácil ingressar que acabava aprovando também o motorista do ônibus que levava os candidatos. Hoje não é mais piada, não é o motorista do ônibus e não são só as faculdades fáceis. Com o uso das "cabeças de aluguel", verdadeiros semianalfabetos, portadores de certificado de conclusão do secundário, podem ingressar faculdades e, com recursos desonestos ou mandados de segurança, podem terminar seus cursos.

Quem perde? Os alunos capacitados perdem suas vagas e a comunidade perde bons profissionais. Mas, quem mais perde é o país que, com a revelação das prostituídas "cabeças de aluguel", vê a Ética e a Esperança caminharem para o fundo do poço (Jorge-Filho I, 2014)*.

*isacjorge.blogspot.com.br (27/08/2014).

VII – O "trote" e a responsabilidade ética dos futuros médicos

É um espetáculo deprimente que se repete a cada vez que são divulgados os resultados dos vestibulares. Futuros médicos assumem papéis lamentáveis e recebem seus novos colegas com calorosas manifestações...de selvageria. O que devia ser momento de alegria pela recepção dos novos colegas se transforma em manifestação bestial de desamor ao próximo. As notícias resultantes dessa "recepção" frequentemente são trágicas: é o calouro que morreu afogado, é o outro que ficou cego, é o que sofreu trauma craniano, é o que teve queimaduras pelo corpo... é um circo de horrores perpetrados pelos que deviam ser a elite cultural do país. E estamos falando de jovens que tiveram o privilégio de serem universitários em meio a analfabetos e semialfabetizados. Que fazem parte daqueles que receberam mais, em um país onde a regra é receber menos. A mídia tem divulgado o aumento do número de vagas ocupadas por pessoas mais ricas nos vestibulares de faculdades públicas, mostrando o agravamento da concentração de renda.

A origem do termo tem interessante simbolismo. Classicamente o trote se refere a certa forma de movimentação de cavalos, situada entre o passo e o galope. É processo que deve ser ensinado, muitas vezes por meio de chicote e espora. Lamentavelmente é dessa maneira que o calouro é encarado, em muitas universidades, pelo veterano. A título de "confraternização", ele deve ser "domesticado" por meio de práticas humilhantes e vexatórias, geralmente estimulado por grandes quantidades de bebidas alcoólicas que é obrigado a ingerir, para que simbolicamente "aprenda a trotar". Por incrível que pareça ainda existem defensores do trote, que querem dar a ele a função de rito de passagem ou ritual de iniciação, sendo método para promover a lealdade e a camaradagem do grupo por meio do sofrimento compartilhado, o que criaria um vínculo entre calouros e veteranos.

Não é assim que deve começar a formação de um médico. Não é assim que deve um universitário, como cidadão, fazer suas manifestações de agradecimento ao sacrifício de muitos para que poucos cheguem à universidade. Os que aí chegam devem ser exemplos de cidadania e não de violência.

Capítulo 27 **151**

Temos proposto uma campanha nacional pela abolição do trote e substituição por recepção civilizada e social ao novo universitário, que já diferencie aqueles que alguns anos depois vão jurar exercer Medicina ética, com zelo e respeito pelos pacientes e pelos colegas. Pouca gente se preocupa com esta proposta. Continuam vendo, passivamente, futuros médicos embriagados participando, forçados ou não, da celebração das diferenças sociais, já que uma das atividades "clássicas" do trote é pedir moedas em esquinas, ocupando o lugar dos infelizes que, lamentavelmente, vivem dessas esmolas.

Questionadas a respeito algumas diretorias de faculdades tem respondido argumentando que o trote está proibido dentro de seus "campi". É pouco. É o mesmo que admitir que, depois de formado, o médico possa cometer barbaridades, desde que não seja no hospital, ambulatório ou consultório.

A maioria dos calouros é contra esse tipo de trote, mas acaba sendo suplantada pela minoria que o admite porque espera, com ansiedade, o ano seguinte para a "vingança".

É fundamental que a categoria médica reconquiste o respeito da população. Não se pode esquecer que o calouro é o futuro médico e o trote selvagem não é maneira correta de se começar o preparo para uma profissão que lida com vida, saúde e ética (Jorge-Filho I, 2015)*.

isacjorge.blogspot.com.br (14 junho 2015).

VIII – O médico como corretor

Está cada vez mais difícil ser médico neste país. Não bastassem as péssimas condições de trabalho a que muitos são submetidos, a remuneração aviltante, imposta à maioria dos colegas, a falsa e perigosa noção de "profissão liberal" que querem nos impingir, que de liberal tem apenas a falta das vantagens sociais do emprego, o que propicia a exploração por parte dos intermediários da prestação de serviços médicos, de uns tempos para cá surge uma nova forma de explorar o trabalho do médico, agora como corretor ou propagandista de diferentes tipos de empresas. O pior é que isto é feito de maneira dissimulada, querendo fazer crer ao colega de que ele está participando de um belo serviço social em benefício dos mais carentes. E o colega embarca na conversa, não percebendo que está sendo usado. É assim com os chamados "cartões de desconto" em que o médico acaba trabalhando por valores mais baixos sob o argumento de que isso lhe trará mais pacientes e o argumento hipocritamente "social" de que está beneficiando pacientes que, de outra forma, não teriam acesso às consultas. Laboratórios de medicamentos usam médicos como corretores de seus produtos ao deixarem nos consultórios impressos com orientações dietéticas ou de outros tipos, acompanhadas do nome do produto correlato ou de propaganda da empresa. Pior ainda é quando deixam selos ou bônus de descontos que, se forem apresentados em determinadas farmácias, permitirão desconto no preço do medicamento. O colega, mais uma vez embarca na jogada, não percebendo que está sendo usado como corretor do laboratório e da farmácia, não pensando que, se é possível dar o desconto, porque não dar a todos, mas apenas aos que levarem o bônus. Não percebe que está sendo usado para um procedimento que nada mais é do que o da concorrência comercial.

Ao perceber a ingenuidade do médico em se prestar ao trabalho de corretor empresas de outras áreas resolveram também fazer uso do mesmo expediente. Acabo de receber consulta de colega com relação a um documento enviado para médicos propondo que intermedeiem a indicação da empresa para pacientes que queiram fazer financiamentos para tratamentos ou operações. Como vantagem informam que o paciente poderá parcelar seus pagamentos à empresa e o médico receberá à vista, sem nenhum desconto. Tanta "bondade" emociona. Mas, porque colocar o médico como intermediário? Se a "benemérita" empresa, que pensa altruisticamente nos pacientes que não podem arcar com as despesas médicas, quer fazer sua benemerência que trate diretamente com os pacientes por meio da propaganda de seus financiamentos e não utilizando o médico "credenciado" como propagandista, e, portanto, interagindo com a empresa comercial.

Veja, nesta frase, extraída da mesma proposta citada acima, como se "compra" um médico: "Outros benefícios poderão ser negociados, dependendo do volume de pacientes/clientes *indicados para contratação de financiamentos*" Ou seja, viramos corretores de empresas de financiamento.

O pior de tudo é que esta proposta girou pela Internet a partir da reação indignada de um colega que recebeu várias manifestações de apoio, mas algumas achando que não há nada demais, já que vai facilitar a vida de alguns pacientes e beneficiar o médico, se esquecendo do artigo 9º no Código de ética Médica: "A Medicina não pode, em qualquer circunstância ou de qualquer forma, ser exercida como comércio".

Nesse ritmo, se não nos indignarmos e reagirmos, logo teremos uma disputa comercial entre os "times" de médicos ligados a diferentes empresas, ou contratados por elas, lutando pela conquista do "mercado", já que "mercado" é aquilo em que muitos querem transformar a milenar e linda ciência/arte que é a Medicina (Jorge-Filho, 2014)*.

Blog "Saúde, Bioética e Cidadania" isacjorge.blogspot.com.br (13/9/14).

IX – A máquina de fazer doidos

Era assim que o saudoso Stanislaw Ponte Preta (Sérgio Porto) apelidava a televisão. O Sérgio se foi, a televisão ficou...e está cada vez pior. Vale tudo em troca de um ponto de audiência. E tome bacanais organizados em nível nacional, como o BBB, onde se discute se uma relação sexual, apresentada para todo o país (e como dizem, orgulhosamente, para outros países do mundo), foi consentida ou não. E tome programa com manifestações de violência que querem nos impingir como "esporte", com lutas do antigo "vale tudo", que agora recebem nomes sofisticados, sempre vindos dos nossos exemplares e pacíficos irmãos do hemisfério norte. Na entrevista de um dos lutadores (que famoso comentarista de uma das emissoras chama de 'gladiadores modernos') perguntaram se ele sentia prazer em "bater na cara" do adversário. Resposta: "É meu trabalho. Ou eu bato ou ele me bate". É esse o recado mandado para toda a grande colcha de retalhos que é o Brasil.

O que se esperaria é que, contrapondo essa agressão televisiva de moral e ética no mínimo discutível, os segmentos culturalmente mais avançados, que pelo menos devem saber, ler, escrever e analisar valores, procurassem dar exemplos. Infelizmente não é isso o que vemos. Vejamos o que acontece quando milhares de jovens chegam à Universidade. É um espetáculo deprimente que se repete a cada vez que são divulgados os resultados dos vestibulares. Futuros profissionais de nível universitário assumem papéis lamentáveis e recebem seus novos colegas com calorosas manifestações...de selvageria. O que devia ser momento de alegria pela recepção dos novos colegas se transforma em manifestação bestial de desamor ao próximo. As notícias resultantes dessa "recepção" frequentemente **são trágicas: é o calouro que morreu afogado, é o outro que ficou cego, é o que sofreu trauma craniano, é o que teve queimaduras pelo corpo... é um circo de horrores perpetrados pelos que deviam ser a elite cultural do país. E estamos falando de jovens que tiveram o privilégio de serem universitários em meio a analfabetos e semialfabetizados. Que fazem parte daqueles que receberam mais, em um país onde a regra é receber menos.**

Futuros médicos, agora ainda calouros, tomam goles e goles de bebidas alcoólicas enquanto ocupam os pontos onde mendigos pedem moedas, nos cruzamentos das ruas. Chama atenção o número de representantes do sexo feminino tomando vodca, que é a bebida destilada preferida "porque não deixa cheiro e não dá celulite"(???)). Leio na mídia local e nacional que calouros

Capítulo 27 | 153

da Faculdade de Direito de Ribeirão Preto da Universidade de São Paulo divulgaram nota de repúdio aos trotes que veteranos lhes aplicam e que incluiriam o total absurdo de que as calouras seriam obrigadas a exibir-se nuas e prometer sexo aos veteranos. Vejam que estamos falando de futuros advogados da mais importante Universidade do país. Esta é a elite. O que se pode esperar de outros, que só tem como orientadores programas televisivos de demonstrações de sexo e violência? Ou será que são esses mesmos telespectadores que chegaram à Universidade e estão levando para ela o brilhante aprendizado de anos diante dos "professores" que dão aulas e exemplos na "máquina de fazer doido". Afinal, as novelas estão aí, com claros modelos do que consideram "valores" modernos: corrupção, infidelidade, violência e tantos outros.

É coisa séria para nossa Universidade pensar. Será que a atual maneira de selecionar universitários, especialmente aqueles pagos com dinheiro público, está correta? Se estiver, será mais coerente que a escolha se faça em programas de auditório (Jorge-Filho, 2013)*. http://isacjorge.blogspot.com.br (22/6/2013)*

X – Caça as bruxas ou preconceito de gênero?

Desde criança ouço ou leio histórias recheadas de figuras possuidoras de muitos poderes, sempre voltados para o mal. As bruxas assustam crianças há séculos. E, é intrigante, quase sempre são mulheres. Quando, muito raramente, se fala em bruxo, a conotação é outra. Chega a ser elogioso chamar de "bruxo" um técnico esportivo que consegue resultados inesperados e quase milagrosos. Já as bruxas... que Deus nos livre delas.

Como nesse mundo tem doido para tudo e a Internet está mesmo aí, resolvi pesquisar o assunto. As perguntas eram muitas: Como, quando e porque apareceu essa assustadora figura feminina? Por que é sempre descrita como feia, nariguda e aparece vestida de preto? Seria apenas mais um "bicho-papão" para assustar as criancinhas que não querem nanar? Qual é o significado do caldeirão, quase sempre presente nas histórias de bruxas?

Durante a pesquisa fui entendendo que a história não era literatura infantil. Muito ao contrário. Apresentava componentes tétricos de uma grande matança, que incluía variados ingredientes, centrados na intolerância religiosa e em claro preconceito de gênero. A "caça às bruxas" começou no fim do século XIV e foi até os meados do século XVIII, iniciando-se, portanto, no final da Idade Média e atingindo seu clímax já na Idade Moderna. O processo passou a ser mais violento a partir da publicação, em 1486, do *Malleus Malleficarum* (*Martelo das Bruxas*). Tal documento, produzido pelos inquisidores Jacob Sprengher, decano da Universidade de Colônia; e Heinrich Kramer, prior de Salzburg, era um código contra as "artes negras da magia" que, a partir da interpretação do versículo 18, do Capítulo 22 do livro do Êxodo, da Bíblia ("Não permitirás que uma bruxa viva". Traduções bíblicas mais recentes abrandam para: "Tu castigarás de morte àqueles que usarem de sortilégios e encantamentos"), iniciou um movimento de "sagrada" histeria na Inquisição. O *Martelo das Bruxas* constava de três partes.

Na primeira, ensinava aos juízes como reconhecer bruxas, que sempre estariam sob disfarces e falsas atitudes aparentemente normais. Na segunda, mostrava os vários tipos de malefícios perpetrados por elas. No último, estabelecia formalidades "legais" que permitissem inquiri-las com a certeza da condenação. Coisas absurdas aconteciam. Qualquer suspeito de feitiçaria era levado ao tribunal, bastando para isso três testemunhas que, juntas, relatassem o ocorrido, como "prova" dos autos. As confissões eram obtidas por meio de torturas. Sinais, como manchas ou insensibilidade à dor em alguma parte do corpo, constituíam em fortes indícios de feitiçaria. Nessa linha, os mamilos extranumerários eram fatais. Por vezes as atitudes tinham características tragicômicas. Assim, suspeitas eram amarradas em cruz sobre madeiras e atiradas a um rio. Caso não afundasse, isso era prova de que estava protegida por Satanás e, por esta razão, deveria morrer na fogueira. Os casos de afogamento eram entendidos como antecipação da justiça divina!

O texto do manual deixa clara a maior suscetibilidade das mulheres a serem bruxas. Uma das teses centrais do *Malleus Malleficarum* era a de que o demônio exercia seus malefícios através do corpo, único lugar por onde pode entrar, já que "o espírito é governado por Deus, a vontade por um anjo e o corpo pelas estrelas, e como as estrelas são inferiores aos espíritos e o demônio é um espírito superior, só lhe resta o corpo para dominar e este domínio lhe vem por meio do controle dos atos sexuais. Veja a "lógica": "Foi pela sexualidade que o primeiro homem pecou, portanto é a sexualidade o ponto mais vulnerável de todos os homens". E, ainda seguindo uma "lógica" que, incrivelmente, foi aceita e respeitada por séculos: "como as mulheres estão basicamente ligadas à sexualidade, as feiticeiras são os agentes por excelência do demônio, e tendo Eva nascido de uma costela torta de Adão, nenhuma mulher pode ser reta".

Hoje, parece absurdo que tantas pessoas se envolvessem nas determinações desse cruel código de comportamento. Mas, é enorme o número de pessoas sacrificadas a partir do *Malleus Malleficarum*. As dimensões desse genocídio nunca foram claramente estabelecidas. *Deirdre English* e *Bárbara Ehrenreich*, em seu livro *Witches, Nurses and Midwives* (*The Feminist Press*, 1973), apresentam estatísticas aterradoras da incrível queima de mulheres "feiticeiras" em fogueiras durante quatro séculos: "A extensão da caça às bruxas é espantosa. No fim do século XV e no começo do século XVI, houve milhares de execuções – usualmente eram queimadas vivas na fogueira – na Alemanha, na Itália e em outros países. A partir do século XVI o terror se espalhou por toda Europa, começando pela França e pela Inglaterra. Um escritor estimou o número de execuções em 600 por ano para certas cidades, uma média de duas por dia, 'exceto aos domingos'. 900 bruxas foram executadas em um único ano na área de Wertzberg, e cerca de mil na diocese de Como. Em Toulouse, 400 foram assassinadas em um único dia, no arcebispado de Trier, em 1585. Duas aldeias foram deixadas apenas com duas mulheres moradoras cada uma. Muitos escritores estimaram que o número total de mulheres executadas chegava à casa dos milhões, e as mulheres constituíam 85% de todos os bruxos e bruxas executados."

É muito provável que estes números sejam exagerados. *Marilyn French* em seu livro: *Beyond Power* (*Summit Books*, Nova York, 1985), fala em "no mínimo cem mil mulheres" queimadas vivas. O que mais se aceita atualmente é que o total de vítimas ficou entre 50 mil e 100 mil, o que já é um número lamentavelmente grande.

Quando se busca o porquê de tantas mortes cruéis, encontramos como causas primárias a intolerância e o fanatismo religioso, cujo clímax coincide com a Inquisição, mas que se inicia muitos séculos antes. Segundo *Richard Olson*, em *Spirits, witches, & science: whytherise of science encouraged belief in the supernatural in 17th-century England*, na mitologia cristã o que caracterizava uma bruxa era o uso de seus poderes para fazer o mal e fazer sexo com Satanás, especialmente no Sabbath – que era um ritual farsesco de missa. Histórias horripilantes dessa relação entre bruxas e o Diabo atravessaram séculos, sendo aceitas amplamente como verdades incontestáveis pelos mais pios cristãos. As execuções ocorreram principalmente na Suíça, Alemanha e França. Na Inglaterra a caça às bruxas só foi abolida em 1682. Nos Estados Unidos atingiu seu pico em 1692 quando em Salem, Massachusetts, 19 mulheres foram enforcadas. Na Europa, a última execução ordenada judicialmente ocorreu em 1793, na Polônia, já que foi frustrada uma tentativa de execução por camponeses de uma bruxa irlandesa em sua própria lareira, em 1900. Durante esse longo período de mortandade, de 75% a 85% das vítimas foram mulheres. Mas é interessante citar que a maior parte das denúncias também partiu de mulheres.

Parece certo que a maioria das execuções tinha razões religiosas. No entanto, não se pode deixar de lado o fato de que, aproveitando a onda de intolerância, muitas mulheres foram mortas porque representavam lideranças culturais que incomodavam o *status quo*. Nesta linha, Rose

Capítulo 27   155

Marie Muraro, descreve que desde a antiguidade as mulheres eram as curadoras populares, as parteiras e, enfim, detinham saber próprio que era transmitido de geração em geração. Em muitas tribos primitivas elas eram as xamãs. Na idade média seu saber se intensifica e se aprofunda, o que se torna ainda mais importante na medida em que os homens partem para as guerras, deixando sua cidades. Por outro lado, as mulheres camponesas pobres não tinham como cuidar da saúde, a não ser com outras mulheres, "tão camponesas e tão pobres quanto elas". Essas curadoras eram cultivadoras ancestrais de ervas que devolviam a saúde e, também, as melhores anatomistas de seu tempo. Eram parteiras que viajavam, de casa em casa, de aldeia em aldeia, e médicas populares para todas as doenças. Com isso passaram a ameaçar os poderes vigentes. Representavam, também, ameaça ao poder médico que se desenvolvia nas universidades, fechadas para as mulheres. Ameaça ao poder político, já que se juntavam em amplas confrarias, trocando entre si os segredos da cura de doenças do corpo e da alma. Em última análise, essas mulheres providas de conhecimentos práticos e de liderança representavam um perigo para o *status quo*, para as Igrejas e pelos governos. Esse perigo determinava sua eliminação. Que fossem para o fogo na Europa e para a forca nos Estados Unidos da América...

Suspendi aqui minha pesquisa por absoluto asco. As bruxas de nossa infância, de roupa preta, vassoura e caldeirão, trazidas ao ideário infantil pelos irmãos Grimm, nada têm a ver com as bruxas da história da humanidade. Estas últimas foram mulheres de valor, vítimas de um grande e covarde *genocídio*. Mais um, para se somar ao que praticamente exterminou os índios americanos, os milhares e milhares de judeus e outros não arianos na Segunda Guerra Mundial, e outros milhares que a ganância, a insensibilidade e o desrespeito ao próximo estão cuidando de matar por atacado na Ásia e na África.

Para mim chega! Com bruxa eu não brinco mais... (Jorge-Filho, 2007)*.

*Jorge-Filho I – Revista Ser Médico – Cremesp - Edição 38 - janeiro/fevereiro/março de 2007.

XI – O complexo industrial-militar e a perda da capacidade de indignação

Fui estudante universitário, na USP-Ribeirão, em tempos de profunda politização do movimento estudantil. Como consequência vários colegas foram presos ou precisaram deixar Ribeirão ou, até mesmo, o país. Falávamos de um Brasil mais justo e humano, que não tivesse atrelado aos interesses dos poderosos, fossem brasileiros ou estrangeiros. Elegíamos como algoz maior uma coisa chamada "complexo industrial militar", que ditava os rumos do mundo em função de seus interesses comerciais, disfarçados como "luta pela democracia" ou "luta anticomunista", geralmente ficando atrás das cortinas e agindo por meio de terceiros que realmente acreditavam nessa corrente ou que eram testas de ferro contratados. Entendíamos que as sedes desse complexo estavam espalhadas pelo mundo, com a unidade central nos Estados Unidos. O golpe militar de 1964, varreu essa juventude universitária politicamente esclarecida. Todos conhecem muito bem a história daquela época.

Leio agora, mais de meio século depois, que o gasto militar tem crescido, chegando, em 2008, ao quase inacreditável total de US$ 1,46 trilhão e em 2013 a US$ 1,75 trilhão, que correspondem a R$ 3,9 trilhões. O dado é do Instituto Internacional de Estudos para a Paz (Sipri) sediado em Estocolmo, Suécia. Quero me aprofundar na análise desses dados.

O convívio, no mundo "globalizado" tem nos tornado insensíveis ao que representam os grandes números. Um telespectador se horroriza, com razão, diante de um crime cometido na rua, mas não presta muita atenção à notícia de um bombardeio que matou 80 pessoas, inclusive crianças, na Líbia, Iraque, Afeganistão, Kosovo e tantos outros países...afinal é tão longe! Essa "anestesia" de sensibilidade é produto da chamada globalização, como também o é não se indignar ao saber que o gasto com armamentos é mais que 200 vezes maior que o que se gasta para combater a fome, promover o desenvolvimento agrícola e melhorar, de forma paliativa, a situação nutricional das populações de países pobres que lutam contra a dificuldade de obter alimentos seja pela baixa produção, seja pelo alto preço. São dados de FAO, divulgados a partir da Conferência de Alto Nível sobre Segurança Alimentar realizada em Roma. É indispensável que cada um pare e pense um pouco: o mundo gasta para matar mais que 200 vezes o que gasta para aliviar a fome da população mais pobre do planeta.

Volto a lembrar do "complexo industrial militar". Estávamos certos, é ele mesmo o grande vilão. E continua agindo por meio de terceiros, nos últimos tempos incluindo a OTAN e a própria ONU. Derrubam governos, elegem ou impõem governos, que, muitas vezes, acabam sendo nada mais que executivos de luxo de um interesse maior, que é absolutamente comercial. Afinal, eles tem o melhor negócio do mundo: fabricam e vendem armas que, em última análise, são pagos com o dinheiro do povo para o qual essas armas levaram morte e destruição. Ou alguém ainda acredita em "ajuda" militar?

O Iraque sairá, um dia, do domínio a que está submetido a partir de uma guerra baseada em mentiras, hoje admitidas até pelos seus executores. Mas talvez não saia nunca mais do lodaçal econômico em que se envolveu, já que terá que pagar dólar por dólar, euro por euro, libra por libra, cada bomba que foi jogada sobre sua população. Ou será que ainda pensam que esses gastos ficarão por conta dos Estados Unidos ou da Inglaterra? Ou ainda, ingenuamente, que a indústria bélica vai pagar a conta?

Há pouco tempo chegou a vez da Líbia. De repente descobriram que Kadhafi (ou Gadhafi ou seja lá o que for...) era um ditador sanguinário. Parece que ele sempre foi, mas não haviam desconfiado disso enquanto forneciam armas para seu exército (fornecer, aqui, significa vender mesmo). A OTAN passa a despejar bombas na Líbia. Alguém vai pagar por elas. Não será a indústria bélica. Os rebeldes estão pedindo armas. Certamente pagarão por elas e se vencerem comprarão mais (e isto aparecerá como "ajuda"). Se Kadhafi tivesse vencido ele compraria mais armas para se manter no poder. Se ficar muito feio comprar oficialmente ele o fará "no paralelo", mas o dinheiro irá para o mesmo lugar.

A filosofia do complexo industrial militar é claramente traduzida na ideia "fantástica" da "bomba limpa". E o que vem a ser isso? Nada mais, nada menos que uma bomba que mata pessoas, mas não destrói casas, propriedades e objetos. Pronto, está aí a definição de objetivos dos que comandam o mundo: as propriedades e os bens materiais valem muito mais que as pessoas, que a vida.

Lamentavelmente o poder no mundo decorre do dinheiro. O dinheiro vem principalmente dos negócios e não há melhor negócio no mundo do que produzir e vender armas. Pena que o preço maior não é pago em dinheiro, mas em vidas e desgraças. Até quando?

XII – Reflexões sobre a violência

A violência, física e moral, tem crescido vertiginosamente. São muitas as razões para esse fato controverso e aí cabem profundos estudos. Nesta ocasião estamos interessados em discutir a violência nas universidades em geral e, particularmente na escola médica e no exercício profissional dos profissionais da Saúde, sempre muito expostos a agressões. Essa preocupação com a violência nos locais de trabalho levou o Conselho Regional de Medicina do Estado de São Paulo a organizar um Fórum Estadual em Ribeirão Preto discutindo o problema amplamente. Do Fórum saiu um documento para ser entregue para as autoridades competentes e amplamente divulgado. O documento segue abaixo, integralmente:

Carta de Ribeirão Preto

"Em 12 de maio de 2004, preocupados com as frequentes manifestações de violência que afligem seu trabalho, profissionais da saúde reuniram-se na Câmara Municipal de Ribeirão Preto para o "Fórum sobre violência contra profissionais de saúde", tendo como convidados representantes de entidades de classes, de associações de usuários e associações de moradores. Após as apresentações e amplos debates foram produzidas as seguintes conclusões e propostas:

- É do entendimento dos participantes que, apesar da inexistência de estatísticas amplas e atualizadas, a violência contra profissionais da saúde, no exercício do trabalho, tem aumentado sensivelmente.

- A violência – física, moral ou psicológica – coloca em risco os profissionais da saúde e determina clima de insegurança para profissionais e pacientes, acarretando queda na qualidade da assistência.

- Certamente esse aumento de ocorrências violentas está ligado à violência geral, mas existem fatores particulares participantes, principalmente nos setores de atendimento público e, mais especificamente, nos prontos-socorros.

- Para efeito de metodização de estudos e condutas, a violência contra profissionais da saúde foi diferenciada em três grupos:
  - *I – violência cometida por criminosos que invadem instituições de saúde.*
  - *II – violência cometida por paciente ou acompanhante em crise de distúrbio psicossocial, incluindo efeitos do álcool ou de drogas.*
  - *III – violência gerada por problemas na relação paciente/instituição/profissional da saúde.*

- O primeiro grupo é, claramente, da alçada policial, e como tal deve ser abordado.

O segundo grupo, apesar de exigir cuidados médicos, tem também conotações ligadas à segurança.

Para tentar diminuir esses grupos de violência a plenária sugere, entre outras, as seguintes medidas, especialmente nas instituições e unidades de maior risco:

- *Policiamento ostensivo e eficaz.*
- *Restrição do número de acompanhantes e identificação dos mesmos.*
- *Sistema de detecção de metais nas portarias.*
- *Sistema de vigilância por câmeras de TV.*
- *Sistemas de alarme, ligados diretamente à polícia.*

O terceiro grupo requer análise mais profunda e condutas que dizem respeito, principalmente, a medidas que determinem relações mais humanizadas entre os participantes, exigindo ações das instituições, profissionais e usuários do sistema.

- *Ações das Instituições:*
  - *Estímulo ao trabalho conjunto com as Comissões Locais de Saúde, Associações de Bairros, de Moradores e de Usuários do Sistema, com a participação de representantes da mídia, buscando orientar quanto a normas e condições de atendimento, definindo claramente os papéis e responsabilidades de cada participante da assistência: administradores, operadores (médicos, dentistas, enfermeiros, psicólogos, fisioterapeutas, etc.) e usuários.*
  - *Conscientização dos usuários quanto ao conceito de urgência.*
  - *Diminuição das filas, geradoras de descontentamento, com estabelecimento de agendamentos telefônicos de curto prazo para o atendimento das rotinas.*

- *Trabalho conjunto com as Comissões Locais de Saúde e com Associações de Moradores, de Bairros e de Usuários na promoção de palestras, seminários e cursos e na publicação de manuais, cartazes e folhetos que possibilitem orientações para a correta utilização dos serviços de saúde pública. Ênfase especial para orientação quanto a direitos e deveres do usuário.*
- *Informar amplamente aos usuários, com clareza e honestidade, quanto ao que é realmente disponível. A busca frustrada de serviços não disponíveis é a raiz de algumas situações de violência. Na mesma linha, a utilização de serviços de urgência para atendimentos de rotina é fator de agressões, seja pelo retardo no atendimento de casos realmente urgentes, seja pela opção correta do profissional em atender prioritariamente o caso urgente.*
- *Trabalho conjunto com Universidades e Entidades representativas de Profissionais da Saúde para realização de cursos de atualização que abordem não só aspectos técnico-científicos, mas que enfatizem relações humanas, aperfeiçoarem o atendimento inicial ("acolhimento") desde a chegada do paciente à portaria e preparem psicologicamente o profissional para o atendimento de pacientes e acompanhantes.*
- *Possibilitar maior interação e entrosamento entre a comunidade da região atendida e o conjunto dos profissionais que a atende, por meio de eventos de diferentes tipos, desde os de orientações higienodietéticas até os de manifestações culturais.*
- *Nos locais mais críticos, policiamento ostensivo e medidas de segurança.*
- *Identificação de pacientes e acompanhantes na entrada. Uso de crachás de identificação, com nome e função, por todos os profissionais em serviço.*

- *Ações dos profissionais de saúde:*
  - *Atenção especial à recepção do paciente.*
  - *Cumprimento dos horários de trabalho*
  - *Consultas médicas eficientes e personalizadas.*
  - *Atenção especial ao relacionamento com pacientes e familiares.*
- *Ações dos usuários:*
  - *Respeito aos profissionais e instalações.*
  - *Restringir o uso de serviços de urgência às necessidades reais.*
  - *Limitar o número de acompanhantes ao necessário.*
  - *Conhecer e respeitar as limitações do sistema.*
- Apela para formadores de opinião, como políticos e veículos de mídia, no sentido de que a população possa conhecer o alcance real e as limitações de unidades e instituições de saúde e a consciência do correto conceito de urgência.
- Das entidades representativas dos profissionais da saúde espera-se que orientem seus membros quanto as ações propostas neste documento e quanto as medidas a serem tomadas nos casos de agressão, incluindo boletins de ocorrência e medidas judiciais.
- Das instituições para as quais trabalham os profissionais da saúde espera-se que coloquem em ação as medidas sugeridas neste documento e que tenham a consciência da importância de resguardar a segurança destes profissionais. Foi sugerido, da plenária, que agressão a profissional no exercício de seu trabalho pode ter paralelo com acidente de trabalho e implicar medidas indenizatórias.
- Sugere-se, finalmente, a criação de uma Comissão Multiprofissional, indicada e amparada pelas entidades representativas, que atue junto às autoridades da Saúde e da

Segurança na busca da execução, o mais rapidamente possível, de medidas como as acima propostas, que possibilitem fazer frente à onda de violência, que coloca em risco os profissionais da saúde e a própria comunidade atendida".

Evolução: passados tantos, pouca coisa foi resolvida ou encaminhada. Profissionais da saúde continuam sendo agredidos durante seu trabalho por pacientes e familiares, além da contínua agressão moral partida de muitos políticos e membros da mídia, lançando sobre os profissionais da saúde toda a responsabilidade das deficiências de um sistema de saúde interessante na teoria mas mal conduzido, tendo enormes carências materiais e, principalmente "cerebrais". Muitos condutores do sistema pouco saíram de seus escritórios ou consultórios, ignorando a prática do exercício profissional em um país doente e de um sistema que tem que enfrentar inteligentemente o paradoxo de cuidar, ao mesmo tempo, dos doentes com "doenças da miséria", como as parasitoses e os déficits nutricionais, e as "doenças da riqueza" como diversos distúrbios metabólicos, circulatórios e psiquiátricos. É óbvio que existem doenças da pobreza entre ricos e doenças da riqueza entre pobres. O grande problema é como organizar um sistema que atenda equilibradamente os dois extremos. O enfrentamento do problema da violência faz parte dessas dificuldades e é no sentido de colaborar que o Cremesp criou uma Câmara Técnica formada por profissionais interessados nesse grave problema (Jorge-Filho I, 2004).

XIII – "Vozes d'África" ainda*

Todos os dias são noticiadas dezenas, centenas ou milhares de mortes de africanos. Quando a causa não é a fome, consequência da miséria e falta de apoio mundial, a indústria da guerra cuida de vender armas que sustentam lutas internas por terras ou colheitas, levando a massacres de homens, mulheres e crianças, como ocorre no Sudão. A "ajuda" ocidental sempre ocorre após o caos. Mandam alimentos e roupas para os sobreviventes. Não se lembram de que um apoio tecnológico adequado e investimentos poderiam ter evitado a mortandade. Nos últimos tempos vem se tornando cada vez mais frequentes os naufrágios de embarcações nas quais, como nos antigos navios negreiros, "comerciantes" lotam navios com africanos. O problema é que agora não são mais bem-vindos, como eram quando chegavam como escravos. Fogem de um continente devastado por séculos de exploração. Buscam socorro em quem os explorou por tanto tempo, mas parece que as pessoas de pele clara jamais irão receber como irmãos aqueles de pele negra. Mesmo considerando o enorme débito que contraímos ao escravizar e explorar aquele continente.

Em 11 de junho de 1868, o poeta Castro Alves externou sua revolta por meio do impactante poema "Vozes d'África". Passado um século e meio, mais precisamente, 147 anos, a tecnologia conquistou enormes avanços, o Homem já pisou no solo lunar, mas é utilizada também para continuar explorando a África e os africanos. A Europa, que não teve cerimônias em ocupar o a África, se nega a receber os produtos humanos de sua exploração..

Diante de tudo isso é oportuno pedir respostas a Deus, transcrevendo Castro Alves em seu "Vozes d'África":

> *"Deus! ó Deus! onde estás que não respondes?*
> *Em que mundo, em qu'estrela tu t'escondes*
> *Embuçado nos céus?*
> *Há dois mil anos te mandei meu grito,*
> *Que embalde desde então corre o infinito...*
> *Onde estás, Senhor Deus?...*

Qual Prometeu tu me amarraste um dia
Do deserto na rubra penedia
...Infinito: galé!...
Por abutre — me deste o sol candente,
E a terra de Suez — foi a corrente
Que me ligaste ao pé...

O cavalo estafado do Beduíno
Sob a vergasta tomba ressupino
E morre no areal.
Minha garupa sangra, a dor poreja,
Quando o chicote do simoun dardeja
O teu braço eternal.

Minhas irmãs são belas, são ditosas...
Dorme a Ásia nas sombras voluptuosas
Dos haréns do Sultão.
Ou no dorso dos brancos elefantes
Embala-se coberta de brilhantes
Nas plagas do Hindustão.

Por tenda tem os cimos do Himalaia...
Ganges amoroso beija a praia
Coberta de corais ...
A brisa de Misora o céu inflama;
E ela dorme nos templos do Deus Brama,
— Pagodes colossais...

A Europa é sempre Europa, a gloriosa!...
A mulher deslumbrante e caprichosa,
Rainha e cortesã.
Artista — corta o mármor de Carrara;
Poetisa — tange os hinos de Ferrara,
No glorioso afã!...

Sempre a láurea lhe cabe no litígio...
Ora uma c'roa, ora o barrete frígio
Enflora-lhe a cerviz.
Universo após ela — doudo amante
Segue cativo o passo delirante
Da grande meretriz.

Capítulo 27 · 161

Mas eu, Senhor!... Eu triste abandonada
Em meio das areias esgarrada,
Perdida marcho em vão!
Se choro... bebe o pranto a areia ardente;
talvez... p'ra que meu pranto, ó Deus clemente!
Não descubras no chão...

E nem tenho uma sombra de floresta...
Para cobrir-me nem um templo resta
No solo abrasador...
Quando subo às Pirâmides do Egito
Embalde aos quatro céus chorando grito:
"Abriga-me, Senhor!..."

Como o profeta em cinza a fronte envolve,
Velo a cabeça no areal que volve
O siroco feroz...
Quando eu passo no Saara amortalhada...
Ai! dizem: "Lá vai África embuçada
No seu branco albornoz... "

Nem veem que o deserto é meu sudário,
Que o silêncio campeia solitário
Por sobre o peito meu.
Lá no solo onde o cardo apenas medra
Boceja a Esfinge colossal de pedra
Fitando o morno céu.

De Tebas nas colunas derrocadas
As cegonhas espiam debruçadas
O horizonte sem fim ...
Onde branqueia a caravana errante,
E o camelo monótono, arquejante
Que desce de Efraim

Não basta inda de dor, ó Deus terrível?!
É, pois, teu peito eterno, inexaurível
De vingança e rancor?...
E que é que fiz, Senhor? que torvo crime
Eu cometi jamais que assim me oprime
Teu gládio vingador?!

Foi depois do dilúvio... um viadante,
Negro, sombrio, pálido, arquejante,
Descia do Ararat...
E eu disse ao peregrino fulminado:
«Cam! ... serás meu esposo bem-amado...
— Serei tua Eloá. . . «
Desde este dia o vento da desgraça
Por meus cabelos ululando passa
O anátema cruel.
As tribos erram do areal nas vagas,
E o nômade faminto corta as plagas
No rápido corcel.

Vi a ciência desertar do Egito...
Vi meu povo seguir — Judeu maldito —
Trilho de perdição.
Depois vi minha prole desgraçada
Pelas garras d›Europa — arrebatada —
Amestrado falcão! ...

Cristo! embalde morreste sobre um monte
Teu sangue não lavou de minha fronte
A mancha original.
Ainda hoje são, por fado adverso,
Meus filhos — alimária do universo,
Eu — pasto universal...

Hoje em meu sangue a América se nutre
Condor que transformara-se em abutre,
Ave da escravidão,
Ela juntou-se às mais... irmã traidora
Qual de José os vis irmãos outrora
Venderam seu irmão.

Basta, Senhor! De teu potente braço
Role através dos astros e do espaço
Perdão p›ra os crimes meus!
Há dois mil anos eu soluço um grito...
escuta o brado meu lá no infinito,
Meu Deus! Senhor, meu Deus!!..."

Capítulo 27 · 163

Procurei manter as expressões poéticas e os termos originais. Alguns deles até estão em desuso. Peço desculpas aos meus poucos e eventuais leitores, mas entendo que como nada mudou para a África e para os africanos, exceto o lucro cada vez maior dos exploradores, o poema original devia ser mantido, como mantida está minha admiração por Castro Alves.

* isacjorge.blogspot.com.br (14 junho 2015)

Referências bibliográficas

1. Brolin RE, Leung M. Survey of vitamin and mineral supplementation after gastric bypass and biliopancreatic diversion for morbid obesity. Obes Surg. 1999 Apr;9(2):150-4.
2. Koffman BM, Greenfield LJ, Ali II, Pirzada NA. Neurologic complications after surgery for obesity. Muscle Nerve. 2006 Feb;33(2):166-76.
3. Billet SE, Kortuem KR, Gibson LE, El-Azhary R. A morbilliform variant of vancomycin-induced linear IgA bullous dermatosis. Arch Dermatol. 2008 Jun;144(6):774-8.

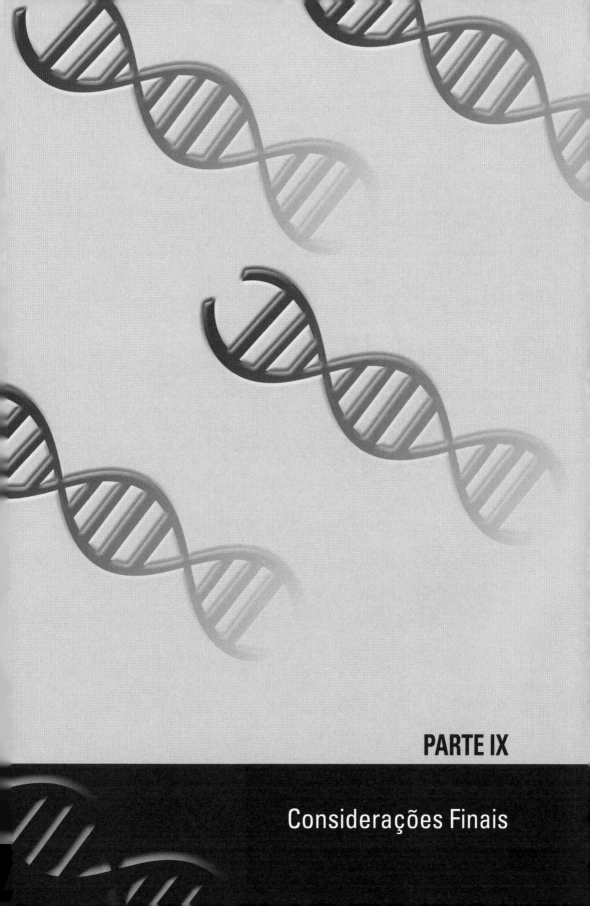

PARTE IX

Considerações Finais

166

Capítulo 28

O Que Acena o Futuro da Bioética

Isac Jorge Filho

No começo desse livro chamamos atenção para seu início formal. Em 1971, Potter em seu *Bioethics: bridge to the future* falava de uma ponte para o futuro. Nada mais emblemático que, como conclusão geral do que se tratou neste livro, o mesmo Potter apontasse os caminhos para chegar e atravessar essa ponte. Na sua visão a Bioética teria uma conotação de compromisso global com o equilíbrio das relações dos seres humanos com o ecossistema e com a vida do planeta. Essa visão pode ser analisada em profundidade no "Credo Bioético" que Potter produziu em 1988 e que reproduzimos abaixo e que, como em uma oração, cada um de nós irá procurar fazer sérios compromissos com sua Biosfera.

O credo bioético de Potter

- Creio na necessidade de uma ação terapêutica imediata para melhorar este mundo afligido por uma grave crise ambiental e religiosa.
  - *Compromisso: trabalharei com os outros para aperfeiçoar a formulação de minhas crenças, desenvolver credos adicionais e procurar um movimento mundial que torne possível a sobrevivência e o aprimoramento do desenvolvimento da espécie humana em harmonia com o meio ambiente natural e com toda a humanidade.*
- Creio que a sobrevivência futura, bem como o desenvolvimento da humanidade, tanto cultural quanto biologicamente, são fortemente condicionados pelas ações do presente e pelos planos que afetam o meio ambiente.
  - *Compromisso: tentarei adaptar um estilo de vida e influenciar o estilo de vida dos outros, bem como ser promotor de um mundo melhor para as futuras gerações da espécie humana, e tentarei evitar ações que coloquem em risco seu futuro, ao ignorar o papel do meio ambiente natural na produção de alimentação e fibras,*
- Creio na unicidade de cada pessoa e na necessidade instintiva de contribuir para o aprimoramento de uma unidade maior da sociedade, de forma que seja compatível a longo prazo com as necessidades da sociedade.
  - *Compromisso: ouvirei aos pontos de vista dos outros, sejam estes de uma minoria ou de uma maioria, e reconhecerei o papel do compromisso emocional em produzir uma ação efetiva.*

- Creio na inevitabilidade do sofrimento humano que resulta da desordem natural das criaturas biológicas e do mundo físico, mas não aceito passivamente o sofrimento que é resultado da desumanidade do homem para com o próprio homem.

- *Compromisso: enfrentarei meus próprios problemas com dignidade e coragem. Assistirei os outros na sua aflição e trabalharei com o objetivo de eliminar todo sofrimento desnecessário na humanidade.*

- Creio na finalidade da morte como uma parte necessária da vida. Afirmo minha veneração pela vida, creio na fraternidade humana e que tenho uma obrigação para com as futuras gerações da espécie humana.

  - *Compromisso: viverei de uma forma tal que será benéfica para as vidas de meus companheiros humanos de hoje e do futuro, e que serei lembrado com carinho pelos meus entes queridos.*

- Creio que a sociedade entrará em colapso se o ecossistema for danificado irreparavelmente, a não ser que se controle mundialmente a fertilidade humana, devido ao aumento da competência de seus membros para compreender e manter a saúde humana.

  - *Compromisso: aperfeiçoarei as habilidades ou um talento profissional que contribuirão para a sobrevivência e o aprimoramento da sociedade e a manutenção de um ecossistema saudável. Ajudarei os outros no desenvolvimento de seus talentos potenciais, mas ao mesmo tempo cultivando autocuidado, autoestima e valor pessoal.*

- Creio que cada pessoa adulta tem uma responsabilidade pessoal em relação à sua saúde, bem como uma responsabilidade pelo desenvolvimento desta dimensão da personalidade em sua descendência.

  - *Compromisso: esforçar-me-ei por colocar em prática as obrigações descritas como compromisso bioético para a saúde pessoal e familiar. Limitarei meus poderes reprodutivos de acordo com objetivos nacionais ou internacionais.*

Van Rensselaer Potter II – 1988.